Columna sana,
salud perdurable

Kathleen Porter

Columna sana, salud perdurable

El secreto de la alineación corporal
para una vida sin dolor

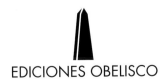

EDICIONES OBELISCO

Si este libro le ha interesado y desea que le mantengamos informado de nuestras publicaciones, escríbanos indicándonos qué temas son de su interés (Astrología, Autoayuda, Ciencias Ocultas, Artes Marciales, Naturismo, Espiritualidad, Tradición...) y gustosamente le complaceremos.

Los editores no han comprobado ni la eficacia ni el resultado de las recetas, productos, fórmulas técnicas, ejercicios o similares contenidos en este libro. No asumen, por lo tanto, responsabilidad alguna en cuanto a su utilización ni realizan asesoramiento al respecto.

Puede consultar nuestro catálogo en www.edicionesobelisco.com

Colección Salud y Vida Natural
COLUMNA SANA, SALUD PERDURABLE
Kathleen Porter

1.ª edición: junio de 2010

Título original: *Ageless Spine, Lasting Health*
Traducción: *Joana Delgado*
Corrección: *Andreu Moreno*
Maquetación y diseño de cubierta: *Marta Rovira*

© 2006, Kathleen Porter
(Reservados todos los derechos)
© 2010, Ediciones Obelisco, S. L.
(Reservados todos los derechos)

Edita: Ediciones Obelisco, S. L.
Pere IV, 78 (Edif. Pedro IV) 3.ª planta, 5.ª puerta
08005 Barcelona - España
Tel. 93 309 85 25 - Fax 93 309 85 23
e-mail: info@edicionesobelisco.com

Paracas, 59 C1275AFA Buenos Aires - Argentina
Tel. (541-14) 305 06 33 - Fax: (541-14) 304 78 20

ISBN: 978-84-9777-638-7

Para Meredith, Kendra y Evan.
Tesoros del corazón

Agradecimientos

Decir que he tenido mucha suerte sería quedarme corta; afortunadamente, he contado con muchísima ayuda. Podría llenar las páginas de otro libro como éste sólo con palabras de profundo agradecimiento hacia todos los que me han respaldado y animado. La oportunidad de poder expresar ese agradecimiento es lo más gratificante de este proyecto.

Se dice que todos somos alumnos y maestros a un tiempo. Nunca me ha quedado ese dicho tan claro como en la inversión de papeles que he podido disfrutar en la continua asociación con Ho Sheng Chih, Hettie Scofield, Marianne Kuipers-Tilanus, Sandra Pickard, Phyllis Aguiar, Donna Perkins, Jan Cooper, Milo Jarvis, Sawami Mitamura y Linda Kennedy. Estos aventureros no sólo han pasado por la composición y los cambios que ha requerido el libro, sino que además han osado experimentar y compartir de buen grado y en sus propias carnes sus propios puntos de vista de modo que todos pudiéramos aprender de todos. Aparte de eso, también hemos creado una buena amistad. ¡Muchas gracias a todos!

Otros profesores han influido en mí en diversos aspectos. Uno de los principales responsables de este libro es Jean Couch, consejera y amiga, quien me abrió las puertas y me indicó el camino, y siempre con una enorme generosidad. Norman Skinner, entre otras muchas cosas, me ayudó a arrancar. Bruce Fertman, tiempo atrás, me abrió los ojos e hizo que sintiera curiosidad por todo lo que puede detectarse y descubrirse. Jon Kabat-Zinn me inició en el poder curativo del silencio. Kaila Kukla me tendió la mano y me condujo a nuevas aventuras. Carter Beckett me enseñó lo que pueden conseguir unas compasivas manos *rolfing*. Judith Aston me despertó el interés por la fuerza de reacción del suelo. Kamala Masters me inspiró con suave sosiego. Sayadaw U Pandita, de un modo amable y resuelto, me tiró a la piscina. Maria Jaramillo me mostró que dar y recibir es lo mismo. Rebecca Lux y Jeffrey Dann compartieron conmigo un montón de información. He aprendido mucho de los trabajos de otras muchas personas, tantas que es imposible nombrarlas aquí. Aprecio especialmente la influencia que ha ejercido en mí J. Krishnamurti, el faro que, durante casi treinta años, me ayudó a comprender que la verdad no es un objetivo que podemos alcanzar en un momento determinado, sino algo que hay que redescubrir en cada momento.

Mi gran suerte es haberme beneficiado del gran cariño y apoyo de los amigos, sin los cuales seguramente me hubiera venido abajo hace tiempo. Thea Beckett, una auténtica hermana, me ha alentado con su buena voluntad y su gran sentido del humor desde hace ya tanto tiempo que no puedo acordarme de cuánto. Su entusiasmo continuo en este proyecto hizo que siguiera adelante, y su perspicacia me mantuvo en el camino adecuado. Kathryn Grout es una amiga incondicional y cariñosa cuyo constante apoyo y amable interés en esas ideas me han ayudado de incontables maneras durante muchos años. Anne Kokubun es mi querida compinche. Sally Mermel sigue siendo la persona que crea lazos y mucho más. Patricia Salmon derrocha generosidad, amistad y ánimo. Dianne Horwitz me da y comparte muchas cosas, entre ellas un perrito llamado *Slick* y una familia adoptiva. Wendell Ing ilumina mi vida y la de todos con su cariño y su risa contagiosa. La buena voluntad de Cindy Kusinski es una eterna bendición. Jan Cooper me inspira siempre con su sinceridad y su instinto bondadoso. Wendy Miyamoto materializó y orquestó como un ángel maravilloso (ella es uno de ellos), y sin ayuda de nadie, el escenario para que se llevaran a cabo cosas maravillosas.

A través de los años, Elaine Lee, Cindy Berry (junto a Emma y Autumn), Patti Chikasuye, Linda Haynes, Ira Ono, Kenneth Lahti, Kathleen Golden, Peter Golden, Rusell Kokubun, Cynee Wennet y Lorna Jeyte me han dado tantas cosas, tantas, que nunca sabré cómo devolvérselas. Les doy las gracias a Meredith Tedards, Daralyn Higgins, Monjuri Clarry, Moira Stratton, Suzanna Valerie, Joann Pobocik, Jeffrey Mermel, Cathy O'Really, Marilyn Nicholson, Kaila, Kukla, Andre Kukla, Eva Lee, Chiu Leong, Pam Barton, Colleen Ziroli, Peter Ziroli, Terri Perreira, Sharon Mols, Barbara Heintz, Virginia Tench, Yumiko Kohama, Mary Goodrich, Lisa Louise Adams, Suzanna Saxton, Jon Beers, Marilyn Eto y Steve Fleisher por su imperecedera amistad. Estoy dichosamente en deuda con mis cariñosas amigas del alma, Catherine Killam, Beth Stout, Emma (Flambe) McAlexander, Sharon Moraes, Sally (¡una vez más!) Georgia Bannon, Janet Hara, Patty Bourke, Tricia Tierney y Debra Serrao –por no mencionar el ojo de nuestro huracán: Elaine Willis– por los momentos desternillantes que me han hecho pasar y por el papel que cada una de ellas ha desempeñado para ayudarme a cambiar de vida. La nueva pandilla de Chevy Chase: Diane Parfitt, Nancy Morgan, Barb Isham y Dotsy Smith, ha repartido diversión a raudales y tiernas reflexiones.

Weston Willard pasó a la acción más de una vez para prestarme su experiencia, así como su ánimo, cuando más lo necesitaba. Maile Kjargaard me enseñó lo que significa la generosidad incondicional, y Trish y Russ Ellis me demostraron con su incansable dedicación cómo se vive con los principios de la sanación actitudinal (SA). Doy las gracias a quienes me pusieron en contacto con seguidores de la SA, Barbara Green, Paula Thomas, Robert Searight, Fran Wiebenga, Marga Stammen, Jan Cooper y Marianne Kuipers-Tilanus, quienes practican (sin sermones) el amor incondicional y la aceptación. Agradezco a Susan McCutcheon que abriera su corazón y su casa a los «chicos» y a Greg Brenner por abrirme los ojos a muchísimas y valiosas cosas, grandes y pequeñas. Me fue muy provechoso el tiempo que pasé con Gay Barfield. Da Gloors –Terri, LeAna, Amira e Isaac– personifican lo que pueden llegar a ser unos buenos vecinos, y también agradezco la buena vecindad de Joanne Kissler, con sus siempre buenas vibraciones. A Lynette Kanuha le doy las gracias por su alegre presencia, y a Ann Fukuhara por ayudarme a organizar las cosas una vez más. *Muito obrigada* a Ana Rita Nascimiento, a Luis Santos y Dalia Santos, que de un modo tan generoso abrieron su corazón a una extraña. Le agradezco a Cathy Montvel-Cohen que permaneciera hasta el último momento, a Susan O'Neill por demostrar que mereció realmente resultar elegida como la persona más amable de su instituto, y a Bing Summoto por su papel de modelo a los noventa y dos años.

Agradezco humildemente a U Hla Mynt, U Khin Hlaing, Sanh Nguyen y Du Tran que hayan tenido la deferencia de incluirme en una vida de aventuras, y a Daw Than Mynt por ayudarme a que eso ocurriera. Rinku Barua me ofreció su acogedora amistad, y Ma Kamala hizo brillar la oscuridad con el calor de su sonrisa. Deseo agradecer a Sayadaw U Sasana sus constantes palabras de apoyo y su extraordinaria paciencia. Asimismo estoy en deuda con Putu Merta, el señor Tho y Nyomn Puja, quienes comprendieron lo que estaba buscando y me ayudaron a encontrarlo.

Dirijo un agradecimiento especial al doctor Leah Morton, a la doctora Christiane Northrup y a la doctora Ingrid Bacci, por sus generosas palabras de apoyo y su amable interés en el tema. *Mahalo* también a Steve Bennet, de

<Authorbytes.com>, por su entusiasmo y por sus numerosos y evidentes conocimientos. En un lugar de Cambridge, Carolyn Jenks ha estado animando todo esto desde bastidores. Agradezco a Jim Kennedy sus cálidas muestras de amistad.

Un montón de gracias a toda la gente de Bookpros y Synergy Books por su gran profesionalidad y ayuda, y por prestarme su experiencia, además de ser extremadamente pacientes conmigo.

Gracias a D´Arcy Nicola y a Jean Farmwald del Balance Center, así como a Marilyn Basham y Mike Couch, por ser siempre tan acogedores. *Mahalo nui loa* a Sara Simmons y a Kirra, que tan alegremente se incorporaron –justo a tiempo–, y otro tanto a Camille y Carter Scofield por su ayuda. Muchas gracias a Cara Uyetake por su maravillosa colaboración.

Agradezco a mis difuntos padres, Paul y Hilda Porter, desde lo más profundo de mi corazón el amor que me dieron, que perdura y crece más y más cada día. Valoro el amor y el apoyo que recibo de mis hermanos Dan, Jack y Ken Porter y de sus maravillosas compañeras Marianne Porter, Lisa Fuller y Debbie Porter, así como de sus magníficas familias, cada vez más extensas. Le doy las gracias a Janet Porter por muchísimas cosas, entre ellas por haber aportado a mi vida a seres como Kristin y Amy Porter, y ahora a Jack Nguyen también. Agradezco a mi indómita tía Peggy Kopmann que sea una fuente enorme de inspiración para mí, y a Tobi Anderson y al querido Al (a quien todos añoramos) su alegre apoyo y sus brillantes comentarios a lo largo de los años. Gracias a Barbara Hindley y a Chuck Eisenhardt, pues el simple hecho de pensar en aquellos espíritus familiares me ilumina el día. Agradezco a Lily y Wilfred Ing, ahora ausentes de nuestras vidas, una lista de cosas maravillosas imposible de enumerar, y a Georgette y Michael Taylor que de un modo tan natural mantienen la tradición familiar de la generosidad.

Y, finalmente, aunque las palabras no alcanzan a expresar todo mi amor y mi gratitud, quiero dar las gracias a mis hijos Meredith, Kendra y Evan Ing. Cada uno de ellos me alegra la vida con lo mejor que ésta puede ofrecer y me enseñan de modo ejemplar que la esencia de nuestro ser es el amor.

 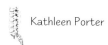

Prólogo

He aquí una presentación rápida para comprender este libro en su totalidad. La próxima vez que usted se tumbe, póngase de lado y levante el brazo que queda libre en vertical, hacia el techo. Tómese un momento, o dos, y busque el modo en que note el brazo más ligero. Compruebe que no sienta ninguna tensión muscular y que las articulaciones no estén forzadas. Si cierra los ojos, quizás note como si el brazo se hubiera vuelto invisible. Una vez haya encontrado el punto en que la gravedad sostiene el brazo, sentirá el placer de comprobar lo fácil que es conseguirlo, y también una ligera euforia debida al alivio. Eso es lo que se siente cuando se tiene la ALINEACIÓN NATURAL que Kathleen Porter describe en este libro. Es posible mantener el cuerpo recto e internamente sostenido de modo que uno se sienta ingrávido (cualquiera que sea su peso) si los músculos no sufren tensión alguna y las articulaciones están relajadas, dado que están alineadas ajustándose a su diseño. Este libro pretende ser una introducción para informarse y aprender a recuperar ese estado natural.

No es nada fácil. Tanto Kathleen como yo podemos contar historias personales de cómo la información que aquí se vierte fue convincente e inmediata, pero dejar atrás viejos hábitos y creencias profundamente arraigadas y adquiridas a lo largo de los años para conseguir la alineación natural fue bastante exasperante. Sin embargo, hay que advertir de que una vez captada la idea que el libro transmite es difícil conformarse con menos. Una vez uno percibe lo que es la auténtica FORMA FÍSICA, es difícil volver a estar contenido, distendido, contraído y tenso; uno se embarca en un nuevo viaje mental, físico y espiritual que asombra y deleita.

En primer lugar el libro ofrece unas explicaciones elocuentes y directas acerca de lo que es la ALINEACIÓN NATURAL, junto a unas fotografías inspiradoras y esclarecedoras de personas que nunca han perdido esa ALINEA-CIÓN NATURAL. Más adelante, en los capítulos de exploración, se indica el camino para poner en práctica las instrucciones específicas, y en la última parte se habla de qué hacer para sentirse ingrávido al instante. Al principio, uno va siguiendo los pasos; después, todo fluye.

Noelle Perez, del Institut d'Aplomb de París, fue la primera en impulsar este trabajo; desde 1959 ha estado examinando y describiendo las diferencias entre las personas que tienen una alineación natural y las que no la tienen. Después de años de observaciones empíricas, herramientas esenciales en la ciencia, presentamos los modelos posturales más eficaces y las pautas más útiles que se conocen.

Nunca antes se había escrito en el mundo de la salud un libro tan ameno, innovador y esencial. Puesto que el lector vive en un cuerpo humano y de niño tuvo una alineación natural, parte de su consciencia reconocerá –volverá a aprenderlo de manera intuitiva– cómo optimizar su relación con la gravedad que de tantas maneras nos libera. Kathleen Porter, con esta obra revolucionaria, va a conmocionarle.

Jean Couch
Fundadora del Balance Center

Nota de la autora

Además de tratar la alineación estructural natural, este libro abarca otros temas. En parte es antropología, en parte fisioterapia, en parte un cuaderno de viajes, y en parte –espero que en gran parte– un alegato para la investigación acerca de las implicaciones que tiene la alineación del esqueleto en la salud.

Debo decir que muchas de las fotografías se hicieron en Myanmar (antes Birmania), Tailandia, Vietnam, Indonesia, Portugal e Inglaterra, así como en Estados Unidos, pero he obviado entrar en detalles sobre las personas, los lugares y las circunstancias que conforman gran parte de ellas. Una de las razones que me han llevado a hacerlo así es mantener el objetivo principal del libro: la importancia de la alineación natural de la especie humana a la que todos pertenecemos, vivamos donde vivamos. Las mayores diferencias entre los seres humanos son las culturales, geográficas, económicas y religiosas; y si bien no forman parte de los temas tratados en el libro, esas diferencias no pueden pasarse por alto. Es fácil mirar desde un punto de vista romántico las vidas de las mujeres que cargan sin problemas grandes fardos en la cabeza y dejar de lado las condiciones difíciles y de desigualdad en que muchas personas en el mundo se ven obligadas a vivir y trabajar; condiciones originadas con frecuencia por largos periodos de colonialismo y prácticas de explotación.

El comentario se refiere al hecho de que, con frecuencia, al incluir en un libro o en una revista fotografías de personas anónimas, se suscitan ciertas cuestiones éticas en torno al voyerismo y la explotación, por mucho que se intente justificar el porqué de ello. Si bien algunas de las personas que aparecen fotografiadas en este libro dieron su permiso para hacerlo, otras no tuvieron oportunidad de hacerlo. En algunos casos, las fotografías se hicieron sin que las personas lo advirtieran; debo decir que la justificación de hacerlo así es que esas fotos ayudarán a otras personas con los ejemplos que de ellas se desprenden.

Anhelo que sea cierto, que esto ayude a muchas personas, realmente eso fue lo que me impulsó a escribir este libro, pero no estoy del todo segura de que eso de «el fin justifica los medios» sea aceptable. Deseo hacer llegar mi gratitud personal a todas aquellas personas que he reunido aquí en imágenes. Animo a todo aquel que lea el libro a ver a los seres humanos que salen en las fotos como lo que son: personas, y no sólo meros ejemplos. Asumo toda la responsabilidad de las ilustraciones que elegí para el libro y espero sinceramente que no hayan causado daño a nadie.

La cultura norteamericana es difícil de definir; tenemos una gran diversidad de etnias. Algunos norteamericanos, bien sea por herencia cultural o por influencias infantiles, son menos permeables a las creencias y características impuestas por la cultura «dominante», como sacar trasero o meter tripa. Por *cultura dominante* entiendo la que prevalece y domina en los medios de comunicación: televisión, prensa, publicaciones, cine, así como en los anuncios con que nos bombardean cada día de incontables maneras. Esa cultura dominante establece unos estándares y determina detalladamente qué es atractivo, sano, adecuado y aceptable, a la vez que hace arraigar creencias profundas en la psiquis de muchos individuos. Por lo general, esas «reglas», aceptadas de modo inconsciente, son una desviación de todo lo que es natural y saludable. Un ejemplo de ellas es esta creencia: «una mujer atractiva debe tener un vientre plano».

Dicho esto, debo aclarar que las palabras *nosotros, nos y nuestros* se usan a menudo en el libro para referirse a aquellos que tienden a estar inconscientemente condicionados e influenciados por esos mensajes convencionales. En esa categoría me incluyo a mí y a casi todos los habitantes de mi país. En otras ocasiones, la palabra *nosotros* se utiliza para referirse a todos los integrantes del gran crisol humano. Esperando haber dejado claras estas distinciones, dejo que el lector determine lo que significa el uso del «nosotros» en el contexto de un determinado párrafo.

Una última precisión. Una idea muy extendida es que trabajar menos y tener más significa tener una mejor vida. Hay quien cree que el trabajo físico es degradante, que le delega a un puesto inferior en la escala social. Después de todo, no es necesario tener un título para cavar una zanja o hacer una pared de piedra. A menudo se pasa por alto que hay personas que disfrutan

 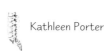

con el trabajo físico, especialmente aquellas que se mueven de un modo natural, con facilidad, y gozan de una fuerza y una flexibilidad innatas. Al final del día pueden sentirse menos agotadas que otras que luchan por sentarse cómodamente todo el día frente a una mesa de despacho y después combaten el tráfico de vuelta a casa. En realidad, la movilidad social puede significar a veces la pérdida de la movilidad natural. ¿Cuántas personas conocemos que tienen una mala salud a consecuencia de la falta de ejercicio físico? Incluso aquellos que hacen ejercicio regularmente y hacen lo posible por contrarrestar un estilo de vida sedentario, a menudo pagan a alguien para que les corte el césped del jardín.

A veces imagino cómo sería vivir en una comunidad donde los ciudadanos se dedicaran a trabajos físicos de la vida cotidiana, como ayudar a la gente mayor a limpiar las hojas de los sumideros, cultivar hortalizas en zonas comunitarias y participar en los trabajos de las asociaciones locales para mantener las calles y las instalaciones públicas. Donde yo vivo, echamos veneno a las malas hierbas de los arcenes de nuestras carreteras, una manera rápida de solventar la falta de recursos humanos para hacerlo de otro modo; es un método insano y antiestético. Acabar con las malas hierbas de los caminos puede ser un excelente ejercicio físico para muchas personas que pueden de modo simultáneo practicar cómo agacharse y levantarse de un modo natural y cómodo.

Optar por cosas como éstas es una forma de crear el mundo en que deseamos vivir, al optar por vivir nosotros mismos de esa manera.

Introducción

Si uno experimenta generalmente molestias y dolores que acepta como una consecuencia natural de tener un cuerpo o como una característica inevitable del envejecimiento, puede quedarse sorprendido de lo extraordinariamente bien que puede aprender a estar. Si practica el *footing*, el levantamiento de pesas o ejercicios de estiramiento como el yoga, o algún deporte, puede que piense que algunas de estas actividades requieren mucho esfuerzo o resistencia o le ocasionan molestias después. Es posible aprender a eliminar gran parte, si no todas, esas molestias y resistencias cambiando la manera de sentarse, estar de pie, inclinarse, caminar e incluso dormir.

Si esto le suena un tanto simplista y retórico, puedo asegurarle que yo le habría dado la razón antes de conocer una técnica de educación y movilidad corporal llamada *balance*. Hasta 1997, cuando empecé a estudiar con Jean Couch, la fundadora de Balance, yo era una profesora de yoga de práctica rigurosa que continuamente se veía asediada por tensiones musculares en cuello y hombros y molestias en la espalda de las que sólo me aliviaban los estiramientos diarios. Por desgracia, los estiramientos a veces me agravaban la contrariedad de tener unas caderas inestables, y me desalineaban en algunas posturas y actividades.

A pesar de haber estado durante años enseñando a otras personas a relajarse (de acuerdo con el dicho de que uno enseña lo que necesita saber), terminé con diversas tensiones en el cuerpo y en la mente. En esa época no era consciente de lo que estaba haciendo. Tampoco me di cuenta de que me había hecho adicta a los estiramientos y al ejercicio físico. Después de todo, ¿acaso no estaba haciendo lo que otra gente consciente hacía, cuidarme trabajando para mantenerme en forma? Dado que estirarme y quitarme la tensión sudando me hacían sentir bien y me aliviaban, nunca me cuestioné por qué volvía a sentir tensión tan rápidamente o por qué tenía que repetir mi tabla de ejercicios diariamente. Cuando me saltaba los estiramientos por cualquier motivo, las molestias y los dolores volvían a aparecer enseguida.

De entre todos los seres vivos, sólo los seres humanos parecen proclives a lastimarse y lesionarse de continuo mientras realizan actividades normales y cotidianas. En la época de los logros tecnológicos más sofisticados, el 80% de los norteamericanos sufren dolor en alguna zona de la espalda, lo que supone un coste de tratamiento de más de 100 000 millones de dólares al año. En Estados Unidos, la cirugía de fusión espinal, un procedimiento costoso y radical (35 000 dólares), ascendió un 77% entre 1996 y el 2001. Incluso los médicos que realizan ese procedimiento quirúrgico buscan soluciones menos invasivas, pues las consecuencias que acarrea son bastante poco deseables, ya que en muchos casos se dan infecciones, daños del nervio o simplemente ningún tipo de mejora. Las inyecciones epidurales de esteroides pueden, en el mejor de los casos, tapar el dolor durante unos meses, y están siendo cada vez más el nuevo tratamiento rápido del dolor de espalda. Si bien se trata de un procedimiento menos invasivo, estas inyecciones también tienen sus riesgos, entre ellos unos extraños efectos secundarios, y ofrecen tan sólo un alivio temporal, como mucho. Aun así, la gente se pone en lista de espera para recibir estos tratamientos llevada por la desesperación de encontrar alivio a sus dolores.

Además de la gran incidencia del dolor de espalda, las personas sufrimos muchos otros tipos de dolores: dolores de nuca, mandíbulas, cabeza, hombros, cintura, caderas, rodillas y pies. Sustituir las articulaciones se ha convertido hoy día en una práctica muy común, y los médicos se enfrentan al reto de encontrar métodos para aliviar el dolor de sus pacientes, ahora que algunos de los fármacos analgésicos se han retirado del mercado.

¿Cuál puede ser la causa de todos esos dolores?

Algunos dicen que es la falta de ejercicio; otros, que su exceso o el practicarlo de forma errónea. También hay quien dice que se deben a las emociones contenidas o al estrés de la vida moderna, a los genes, o, simplemente, a la mala suerte.

Sorprendentemente, la causa más común de dolor corporal –la desalineación postural– es algo verdaderamente incomprensible para la mayor parte del mundo occidental. Resulta que la creencia más común acerca de qué es una buena postura se basa en una información falsa que produce directamente gran parte del dolor que experimentamos. Al no tener en cuenta que los huesos están pensados para soportar el cuerpo, confiamos en que los músculos hagan ese trabajo, y ello genera una sucesión de fenómenos que acaban manifestándose en forma de D-O-L-O-R. Esta idea errónea está tan extendida en nuestra sociedad, tan arraigada en nuestros cuerpos y en nuestras mentes, que invade prácticamente todo tipo de actividades físicas, ejercicios, creencias sobre el bienestar físico y gran parte de los consejos que recibimos de médicos, terapeutas y de entrenadores y monitores deportivos.

Nadie, por supuesto, tiene culpa de ello. Se trata del camino al que llevan los condicionamientos sociales, que hacen que prácticamente todo el mundo, durante años, se mantenga en una hipnosis colectiva basada en falsas suposiciones. En nuestro entorno cultural actual muchas de las creencias acerca de la salud y el bienestar se basan en aquello que nos han enseñado. Los padres, los profesores, los modelos sociales, la televisión, el cine, los anuncios, las portadas de las revistas, todo eso está basado en unas mismas creencias erróneas acerca de cómo está diseñado nuestro cuerpo. Así, por ejemplo, se cree que la fuerza muscular, es decir, la *tensión,* es la que nos mantiene derechos. La fatal consecuencia de esa falsa percepción es que muchas personas ignoran la realidad de nuestro diseño biomecánico. El conocimiento profundo de nuestro cuerpo, un derecho inalienable, además de una clave para la buena salud y el envejecimiento placentero, permanece oculto para muchos de nosotros.

La relación que mantenemos con nuestro cuerpo se rige por unos mitos que todavía nos apartan más del diseño natural de nuestro organismo. Entre esos mitos, destaca la creencia todavía indiscutible de que los fuertes músculos rectos del abdomen, o «abdominales», no solamente son necesarios para sostener la espalda, sino que tienen que ser firmes a fin de hacernos atractivos, definición ésta regulada por unos patrones estándar aceptados cultural y masivamente. Ese estándar dice que hemos de conformarnos con una apariencia ideal, aunque poco tenga ésta que ver con lo que es natural o saludable para cada individuo. En nuestra sociedad, millones de personas se dedican a conseguir lucir unos «abdominales asesinos», cuando en realidad el soporte de la espalda se debe a unos músculos abdominales rectos relajados. Esos músculos son los que hacen que los huesos de la pelvis, del sacro y de la columna se alineen de forma natural entre sí y permiten que los abdominales transversales, más profundos –el «corsé muscular»–, aporten el apoyo elástico necesario.

Esa fuerza muscular profunda no se logra con el ejercicio físico; es simplemente el resultado natural que se consigue con el tiempo, viviendo de una manera relajada y equilibrada y manteniendo una postura alineada. Lamentablemente, la amnesia cultural que dicta «esconder tripa» y «sacar trasero» contribuye directamente a gran parte de los dolores que muchas personas experimentan día a día. En la cultura norteamericana, la mayoría de nosotros vamos en el mismo barco, pero no somos conscientes de que el barco se está hundiendo rápidamente.

Cuando viajé a países con hábitos y costumbres muy diferentes a los nuestros y en los que muy pocas personas presentaban esa anomalía de «esconder y sacar», lo vi muy claro. Las personas que tienen una alineación natural se encuentran sobre todo en zonas rurales o en poblaciones más antiguas, con unos cuerpos que todavía funcionan como cuando eran niños, antes de aprender a sentarse, a estar de pie y a inclinarse. Los niños saben instintivamente cómo ser naturales, y todas las criaturas sanas, sin importar dónde hayan nacido, aprenden por sí mismas a estar derechas y a moverse a partir del eje central que se alinea con el centro de gravedad natural del cuerpo.

Los afortunados no pierden nunca esta perspectiva y viven la vida sintiéndose muy cómodos con sus cuerpos, que, de modo inherente, son fuertes, flexibles y equilibrados. Realmente, tal como revelan las fotografías de este libro, muchos de ellos son capaces de realizar trabajos que la mayoría de nosotros encontraría difíciles de llevar a cabo y llegan a viejos con una facilidad de movimientos intacta. Lamentablemente, a medida que los hábitos modernos generados por las nuevas tecnologías se van infiltrando en las diferentes capas sociales, las generaciones futuras de todo el mundo van adoptando una serie de posturas y de características que se alejan cada vez más de lo natural. A este ritmo, dentro de nada, apenas quedarán seres humanos que sepan lo que significa vivir con un cuerpo acompasado y natural.

Cada vez es más evidente que vivimos en una sociedad atormentada por los dolores y que continuamente aparecen nuevas enfermedades. Al no saber cómo ayudarnos a nosotros mismos, nos abocamos a los fármacos, a la cirugía y a todo tipo de tecnologías para intentar arreglar estos descompuestos cuerpos que tenemos. La mayoría de los procedimientos y remedios de que disponemos se basan en el tratamiento de los síntomas, y no en las causas subyacentes de nuestros problemas. Si bien las soluciones pueden ser complejas y multifacéticas, para empezar contamos en el centro de nuestro cuerpo físico con algo muy eficaz: el esqueleto. Nuestro esqueleto, lejos de ser una colección de huesos inertes, es una estructura viva, que respira y realiza numerosas funciones vitales, siendo una de ellas la de establecer una relación física con el mundo. La disfunción ósea altera esa relación y establece un proceso de desintegración del que uno no se puede recuperar hasta que no trata el problema subyacente.

Hay que insistir una y otra vez en la importancia del soporte estructural natural. El soporte estructural del ser humano es tan importante como la adecuada colocación de portes, vigas y viguetas lo es para un edificio; como el buen funcionamiento de correas, válvulas y pistones lo son para el motor de un coche; y desde luego tan importante como un tronco es para un árbol. La integridad de nuestra estructura no sólo es crucial para sentirse cómodos y libres de dolores sino que además contribuye en muchos aspectos de nuestra salud y bienestar. La colocación natural de los huesos en cualquier actividad y movimiento determina que la energía vital –el verdadero impulso de la vida en sí– fluya libremente en el cuerpo o que se bloquee y quede estancada. La primera condición lleva a la buena salud; la segunda, al dolor y a la afección.

A menudo, en este mundo actual de alta tecnología y máximo rendimiento, se considera la «naturalidad» como un concepto anticuado, pasado de moda. Con la frase «no podemos volver a las cavernas» se olvida que, después de todos estos años, *todavía* somos criaturas de la naturaleza y que dependemos total y completamente de la tierra. Negamos esa conexión por nuestra cuenta y riesgo. Vivir de un modo natural no tiene nada que ver con volver atrás, sino con vivir el momento presente, con la aceptación de lo que somos realmente, en la actualidad. El reconocimiento de esa conexión y de lo que significa es la clave para gozar de la buena salud, del sentido del bienestar y, finalmente, de la paz en el mundo.

Soy profesora de yoga desde hace mucho tiempo, una entusiasta del ejercicio físico y estudiante de meditación, pero no descubrí cómo superar realmente un surtido de molestias y dolores corporales hasta que aprendí a alinear el esqueleto. Desde entonces, he podido liberarme de las tensiones que sufría de una manera bastante más efectiva que la de los estiramientos musculares. Lo he comprobado una y otra vez en las clases y talleres que dirijo. Y Jean Couch y los profesores que han aprendido con ella han comprobado idénticos resultados. Ya no me sorprende ver como algunas personas que han estado sufriendo durante mucho tiempo dolores y molestias encuentran un alivio y un desahogo inmediato tras aprender a alinear los huesos. Ni me sorprende cuando vuelven a decirme que han mejorado o se les han resuelto otros aspectos de la salud. Eso es lo natural.

Los objetivos de *Columna sana, salud perdurable* son tres:

1) Presentar una imagen coherente de la realidad biomecánica que gobierna el cuerpo humano y los beneficios que se obtienen viviendo a partir de ese equilibrio.

2) Proporcionar unas instrucciones básicas que, *con la práctica sistemática*, permitirán al lector descubrir una vida confortable libre de dolor, ya esté practicando deporte o sentado delante del ordenador todo el día.

3) Estimular la investigación de la relación entre la alineación postural natural y un envejecimiento en buenas condiciones de salud, y entre la desalineación crónica y una serie creciente de achaques y problemas de salud. Hasta el momento no parece haber ningún estudio que considere esa relación. Este libro es una súplica para que exista.

La primera parte del libro expone lo que es la alineación natural. Puede que el lector encuentre esos detalles interesantes, puede que no. Hay personas que responden fácilmente a la experiencia real sin seguir todas las explicaciones. Quieren ir al grano: *tan sólo enséñeme cómo hacerlo, por favor*. Si ése es su estilo, puede hojear rápidamente la primera parte, mirar las fotografías y las ilustraciones, leer los recuadros y pasar a la segunda parte. Yo soy de las que se fascinan viendo cómo estoy estructurada y cómo, bajo la piel, cada parte de mi cuerpo funciona con respecto a otra. Algunas personas sacan mucho provecho de esa perspectiva y, rápidamente, teniendo en cuenta los detalles de la información, se convierten en su mejor maestro.

Desearía poder decir con toda sinceridad que esta información se aprende fácilmente en un libro. La verdad es que no. Si bien la mente puede captar inmediatamente la lógica que hay detrás de la propuesta, el cuerpo con frecuencia permanece limitado por los numerosos hábitos y las tensiones que subyacen en nuestra consciencia. Por dicha razón, se sacará un mayor provecho si se realizan las exploraciones de la segunda parte con la máxima atención y perseverancia. Si el lector se siente algo confuso o limitado y no consigue «pillarlo», el apéndice le dirá a qué punto volver en busca de ayuda.

La tercera parte une la teoría con las acciones cotidianas de la vida diaria: sentarse, estar de pie, inclinarse, caminar, incluso dormir.

Deseo dejar claro que mi intención no es insinuar que la alineación estructural natural es la respuesta a todos nuestros achaques. Es obvio que influyen otros muchos factores. Dicho esto, tiene sentido el hecho de que una base estructural fuerte puede ser un punto de partida cómodo y razonable para cualquiera que desee establecer unas condiciones que de un modo natural y genuino secunden una madurez radiante, sana, apacible y libre de achaques. Ojalá que todos podamos conocer la paz que guardamos en nuestro interior.

Parte I

La sabiduría del cuerpo

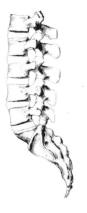

El milagro no es caminar sobre las aguas.
El milagro es caminar en paz sobre la tierra.

Thich Nhat Hanh

Capítulo uno

Nuestra forma física

puede no ser tan buena como pensamos

¿Quién está más en buena forma? ¿Una mujer pequeña con unos músculos flexibles y unos huesos naturalmente alineados o un hombre grande con unos abdominales muy marcados, y unos pectorales, deltoides y bíceps extraordinariamente desarrollados?

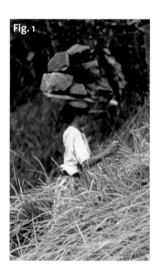

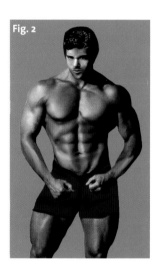

La pequeña mujer de la fotografía puede cargarse en la cabeza unas piedras grandes y pesadas durante todo el día sin hacerse daño. Puesto que tiene los huesos alineados y éstos hacen la mayor parte de ese trabajo, sus músculos pueden relajarse y contraerse también, algo clave para estar realmente en forma.

El hombre de la fotografía está evidentemente fuerte de un modo en que la mujer no lo está. Su fuerza está en los músculos, no en un conjunto integrado de partes plenamente funcionales. La cultura popular de la forma física actual se basa en parte en la idea de que unos músculos desarrollados son un requisito para estar en forma. Lamentablemente, los músculos desarrollados de ese modo son una fuente de tensión, lo que les hace difícil el estirarse y relajarse. Este tipo de fortaleza tiene que trabajarse de continuo y depende de un mantenimiento regular y rutinario. La columna vertebral de ese hombre está acortada y comprimida, y su respiración, restringida por un difragma que no se mueve de un modo natural ni eficaz. La movilidad de hombros y caderas está muy restringida. Es una ironía que la fuerza que este hombre ha adquirido trabajando tan duramente sea también un tipo de debilidad.

Hay millones de personas que conviven con molestias y dolores crónicos que limitan gravemente sus actividades, afectan a sus trabajos, les hacen perder mucho dinero e impiden que disfruten de la vida. Empresarios, compañías aseguradoras y fondos de garantías salariales pagan enormes sumas de dinero en prestaciones a trabajadores que están de baja por enfermedad.

Dos clases de fortaleza

1 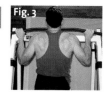	2

Este tipo de fortaleza:

- se basa en unos músculos desarrollados;
- se debe trabajar de continuo para mantenerla;
- limita ostensiblemente la movilidad de las articulaciones;
- acorta y comprime la columna vertebral;
- restringe la elasticidad del diafragma;
- contrae de manera crónica las fibras musculares.

Este tipo de fortaleza:

- se basa en unos huesos bien alineados;
- es inherente a la actividad diaria y se reafirma con ella;
- sintoniza con unas articulaciones bien extendidas;
- aporta flexibilidad a toda la columna;
- mantiene la elasticidad del diafragma;
- potencia la elasticidad y la relajación muscular.

El dolor, ya sea crónico, leve, o grave e incapacitante, ha llegado a ser un gran problema en nuestro país. De hecho, el dolor es una cosa tan común que ha llegado a considerarse algo normal, algo con lo que sencillamente hay que convivir porque resulta muy difícil deshacerse de él.

Por lo general, en cuanto al dolor musculoesquelético se refiere, puede implicar dolores lumbares, artritis, ciática, fibromialgia, fascitis plantar, articulación temporomandibular (ATM), y tensión crónica en cuello y hombros. La mayor parte de estos dolores no tienen una causa clara ni definida, lo cual hace que sea médicamente difícil de tratar.

Si se pregunta a la gente cuál es la causa del dolor que la aqueja, suele contestar cosas como: «no tendría que haber levantado aquella caja de libros», o «llevo corriendo más de veinte años, y se me han desgastado las rodillas», o «ya no soy tan joven».

Sin embargo, si esas personas supieran realmente lo que el cuerpo les está diciendo, podrían responder de otro modo: «Al agacharme a coger una caja de libros, la pelvis me quedó como remetida, la columna se me dobló y los músculos de la espalda se me tensaron, no conté con la fuerza de los huesos alineados de piernas y brazos para hacer ese trabajo». O bien: «Al estar corriendo durante veinte años con los huesos mal alineados, mis rodillas han soportado un estrés continuo y el cartílago se me ha desgastado». O bien: «El cuerpo me está pasando la factura de no haber vivido de acuerdo con su estructura natural».

Es extraordinario descubrir que el ejercicio en sí mismo, a pesar de sus obvios beneficios, no es el problema ni la solución a largo plazo de ese tipo de dolores. Finalmente, cuando no se deja que el esqueleto lleve a cabo correctamente el trabajo de soportar el cuerpo a través de los años, todo el mundo sufre las consecuencias. En la parte II, veremos la manera de hacer deporte de modo seguro.

Hay lugares del mundo en los que el dolor musculoesquelético no representa ningún problema, incluso en aquellos lugares donde la gente lleva años realizando trabajos físicos duros. El secreto, según parece, radica en que esa gente no pierde nunca los principios biodinámicos de la estructura corporal, algo que todos descubrimos al aprender a permanecer de pie y a caminar.

Al buscar lo que popularmente se entiende por *buena forma física*, muchos de nosotros ignoramos inconscientemente la importancia de alinear el esqueleto y crear unas condiciones que comprometan la salud a largo plazo. Una estructura ósea mal alineada causa tensión muscular crónica a la vez que restringe la movilidad, perjudica la respiración, comprime las vértebras, presiona y altera la médula espinal (la principal vía neuronal), afecta a la circulación sanguínea y provoca tensiones musculares crónicas. No cabe señalar que todos estos factores tienen a largo plazo consecuencias fatales para la salud.

El diccionario define la buena forma física como «estado de fortaleza y buena salud». Sin embargo, en la actualidad, para mucha gente se trata más de una imagen que de una sensación de bienestar. Esa idea es un mito cultural que no tiene nada que ver con lo connatural a nuestra estructura corporal.

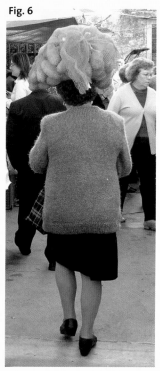

Fig. 6

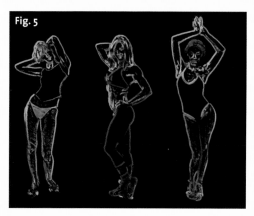

Fig. 5

La idea de la buena forma física difiere de lo establecido si se aplica a una mujer de mediana edad, claramente deformada según nuestros estándares culturales, que carga en la cabeza sin problema una bolsa con cincuenta kilos de patatas. La mayoría de la gente que hace deporte de modo regular, si intentara hacer eso, se haría daño en el cuello o en la espalda. A buen seguro que la mujer de la fotografía de la izquierda no va al gimnasio, no practica yoga o pilates, no corre, no levanta pesas (sólo levanta patatas sobre la cabeza) ni realiza ningún otro tipo de deporte. Su fortaleza difiere de la simplemente fuerza muscular, pues sus huesos están alineados de la misma manera natural que cuando era una niña. Su fuerza no es superficial ni artificial, sino la fuerza genuina de los huesos.

Hay un tipo de forma física que no tiene tanto que ver con algo que tenemos que ejercitar como con algo que resulta que somos por naturaleza. Estar en forma de un modo natural tiene que ver con estar verdaderamente más fuertes, más flexibles y más sanos de lo que conseguiríamos estar intentándolo con métodos artificiales. Estar fuerte, flexible y sano de este modo significa ser lo que esencialmente somos y se consigue habitando el cuerpo que tenemos de la manera más cercana a su diseño original.

En Estados Unidos, el 80 % de las personas sufren dolor de espalda y buscan un tratamiento, ya sean masajes, quiropraxia, Rolfing, acupuntura o cirugía. El coste total de esos tratamientos supera los 100 000 millones de dólares al año. La incidencia del dolor de espalda desciende enormemente en aquellos lugares donde la gente no se pasa el día sentada delante de una mesa de trabajo, usa continuamente el coche, el ordenador o mira la televisión. Es importante señalar que no es la actividad lo que determina si uno sufrirá o no dolor de espalda, sino la posición de los huesos entre sí. La alineación del esqueleto es la que dicta si los músculos trabajarán de una manera natural y eficiente o predispondrán a los dolores o a las lesiones.

La mayoría de las personas que sufren dolores sólo piensan en sentir alivio. Cuesta imaginar que exista una relación entre una persona que carga un peso pesado en la cabeza y otra que no tiene dolores. Pero los que llevan cargas pesadas en la cabeza mantienen el secreto de sentirse cómodos y libres de dolores, y no así los que han adoptado a lo largo de su vida hábitos poco naturales. Nadie puede llevar esas cargas, aunque levante pesos y haga ejercicio, si no tiene los huesos alineados de un modo natural. En realidad, el desarrollo muscular puede impedir tener una fortaleza relajada, algo esencial para vivir sin dolores y a gusto con el propio cuerpo.

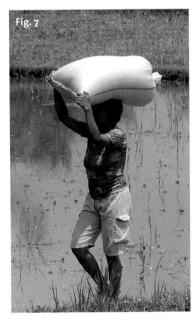

Fig. 7

Las líneas rojas que se han añadido a las figuras que encontrarás a continuación en la página siguiente, empiezan en la articulación del tobillo y se dirigen hacia arriba, de un modo similar al que se construye un edificio, desde los cimientos. Tan sólo la figura del medio revela que las piernas están verticales, la línea cae a plomo, y ello les permite soportar el cuerpo sin tensión. La línea divide al cuerpo casi perfectamente en dos mitades, con todas las partes del cuerpo: órganos vitales, vasos sanguíneos, músculos, huesos, en una relación naturalmente prescrita. La mayoría de las personas de lugares tecnológicamente desarrollados estarían representadas por alguna de las dos figuras de los extremos, y muy pocas por la figura del medio, en la que la espina dorsal está perfectamente alineada y óptimamente extendida.

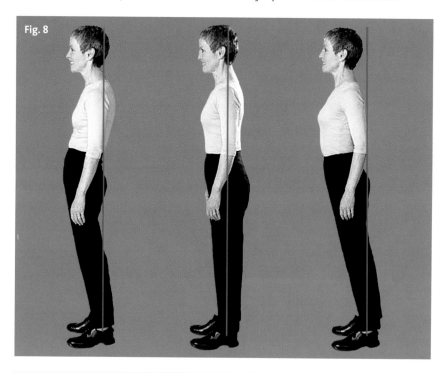

Fig. 8

En un intento de contrarrestar los efectos de nuestra vida sedentaria y los malos hábitos que a menudo la acompañan, se ha desarrollado una cultura del deporte y del ejercicio físico que se centra en la fuerza muscular.

La pregunta que ahora anhela una respuesta por parte de la ciencia es:

¿puede alguien estar verdaderamente en forma si no tiene la columna vertebral −el núcleo del sistema nervioso− bien alineada?

Son muchos los factores que contribuyen a la forma que tenemos, y también a la forma en que estamos. El tipo de cuerpo que hemos heredado y otras características, los hábitos personales, las lesiones y los traumatismos, los condicionamientos culturales, los dolores crónicos, las pautas emocionales de los músculos, los tipos y niveles de actividad: todos ellos son factores determinantes de nuestra figura. A edad muy temprana comenzamos de modo inconsciente a imitar las posturas, los gestos, los estilos y las tensiones de los que nos rodean. En seguida

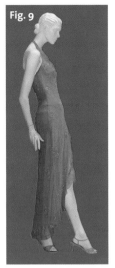

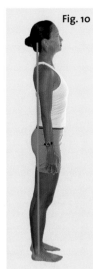

somos adolescentes y empezamos a adquirir los gestos de nuestros amigos e ídolos. Quizás sin darnos cuenta de ello, adquirimos una actitud rebelde o intentamos escondernos literalmente, encerrándonos en nosotros mismos retrayéndonos o doblándonos para volvernos invisibles. Muchos de estos hábitos tempranos pueden durar toda la vida y afectar a nuestra postura.

La mayoría no somos conscientes de que la imagen que tenemos de nosotros mismos y de la postura que adoptamos está definida por otros, incluidas las imágenes mediáticas de ciertos ideales que son a la vez artificiales y, en consecuencia, perjudiciales para la salud. Esto no es culpa de cada uno, ni siquiera de los medios, pues todos estamos perdidos en las tinieblas de los condicionamientos. Son los condicionamientos los que nos dicen que mientras los hombres tienen que dar la imagen de fortaleza, las mujeres tienen fundamentalmente dos versiones de cómo vivir en sus cuerpos. Una de ellas es la postura de modelo (arriba a la izquierda), con la pelvis inclinada hacia atrás, las caderas y las piernas extendidas hacia delante, y la parte superior del cuerpo echada hacia atrás. La otra postura (arriba a la derecha) es más asertiva, con la cabeza, el pecho y las nalgas apuntando hacia arriba. Ambas posturas requieren que ciertos músculos estén constantemente contraídos de un modo antinatural, lo cual provoca a menudo dolores y otros problemas.

Las fotografías de los principios de la vida norteamericana, que comenzó con los primeros nativos americanos e incluía a gentes de otros países, revelan muchos cuerpos alineados de modo natural. Las fotografías históricas muestran que hasta la primera parte del siglo xx muchas personas tenían una estructura ósea perfectamente alineada. Si bien el tipo de indumentaria que llevaban era más formal, las personas de las fotos no se muestran rígidas o encorsetadas, sino relajadas y claramente erguidas.

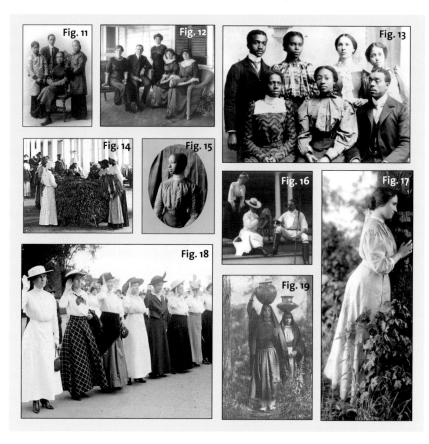

Un vistazo a un álbum de fotos actual muestra unos cuerpos que invariablemente no se sientan ni permanecen de pie de una manera natural. La mayoría de las veces, aun cuando las personas intentan mantenerse erguidas, raramente mantienen las piernas perpendicularmente del modo necesario para dar un adecuado soporte a la parte superior del cuerpo. Durante el siglo pasado hubo muchos cambios y grandes avances en muchos campos. Lamentablemente, al mismo tiempo, la gente por lo general ha olvidado vivir en unos cuerpos alineados, a juzgar por el gran número de personas que sufren de dolores de espalda y se someten a operaciones articulatorias en los países tecnológicamente desarrollados del mundo actual.

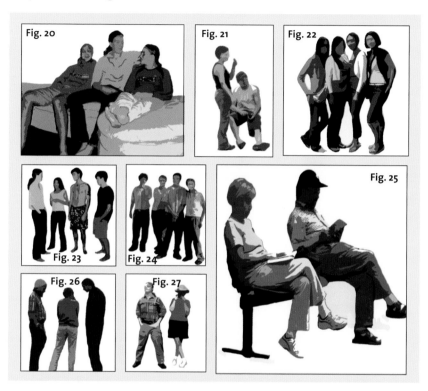

En Estados Unidos, así como en otras partes del mundo tecnológicamente desarrollado, la evolución de una fortaleza natural y una postura erguida puede partir de una imagen como la de la fig. 28, en la que una mujer está de pie de una manera natural.

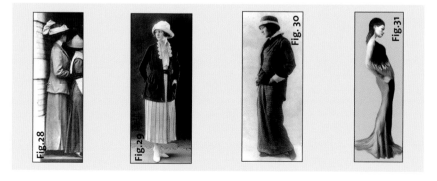

Las modas y las tendencias han hecho cambiar mucho las posturas. Ahora, en el siglo XXI, hay muchísima gente que sufre tal pérdida de memoria cultural que ha olvidado cómo es la figura natural de una mujer sana y que puede permanecer de pie sobre los dos pies (en este caso, con las piernas verticales). Una mujer saludable no tiene que esforzarse para estar fuerte; sencillamente, *es* fuerte. Cuanto más alineada está con las características naturales de su diseño biomecánico, más evidencia sus intrínsecas cualidades de fuerza, flexibilidad, equilibrio y buena salud; en otras palabras, su auténtica buena forma.

Aunque los hombres no se hallan tan a merced de las tendencias de la moda como las mujeres, la sociedad en general tiene unas expectativas respecto a la imagen que hay que tener. Socialmente, no se acepta en los hombres la misma postura relajada que en las mujeres. El esfuerzo de los hombres por cumplir con los cánones culturales de fuerza, seguridad y éxito hace que a menudo no se sientan cómodos, relajados y libres de dolores.

En el pasado, en diferentes épocas y en ciertas culturas, las féminas se vieron constreñidas por corsés y fajas que, entre otras cosas, servían para

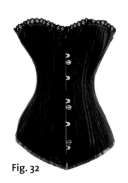

provocar problemas respiratorios, compresión de los órganos internos y mantener los cuerpos en cautividad. Si bien hoy día las mujeres están liberadas de esa indumentaria tan restrictiva, muchas de ellas no son conscientes de que metiendo vientre y sacando pecho para cumplir con una imagen ideal culturalmente impuesta –o bien con una moda–, están mimetizando, en menor grado, algunas de las mismas condiciones que adquirieron aquellas bisabuelas que una vez usaron corsé.

Fig. 32

Los norteamericanos, por ejemplo, una sociedad multiétnica, tienen unos cuerpos con la misma estructura básica que cualquier otro pueblo. Las mayores diferencias entre los seres humanos son culturales, geográficas, religiosas y económicas, pero no físicas. Hablamos idiomas diferentes y tenemos tradiciones diferentes; tomamos comidas diferentes y practicamos religiones diferentes; pero, físicamente, estamos todos diseñados para movernos de una misma manera, utilizando los mismos músculos para mover los mismos huesos. Dejando aparte nuestra talla y nuestra figura, todos estamos hechos para sentarnos, levantarnos, caminar e incluso dormir de acuerdo a la estructura humana. En el interior de cada individuo opera un

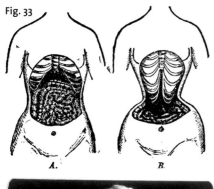

Fig. 33

A.   B.

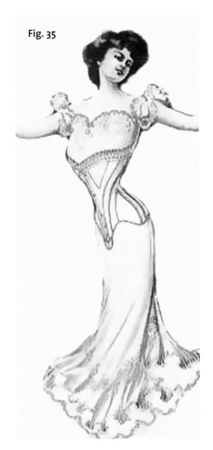

Fig. 35

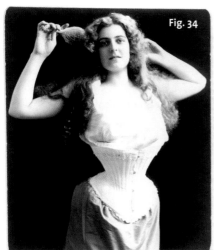

Fig. 34

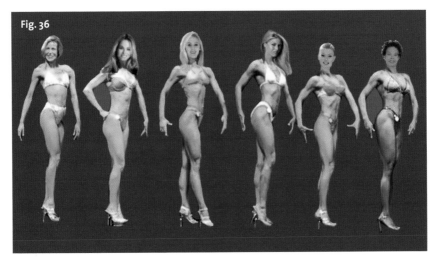

Fig. 36

mismo sistema mecánico de poleas y palancas, independientemente de su origen étnico o racial, su filiación política o religiosa, o su tipo corporal. La cultura, no obstante, afecta al físico. Los condicionamientos culturales, como los mensajes que recibimos de qué aspecto *debemos* tener, tienen el poder de apartarnos del recuerdo de qué es natural para nosotros. Incluso los diseños de los muebles y de los asientos de los automóviles que usamos nos condicionan y apartan del uso natural de nuestros cuerpos. La importancia de todo ello estriba en que alejarnos de lo natural significa con frecuencia dolores y mala salud.

Buscando fotografías para este libro, fui cada vez más consciente de que las personas que mantienen una alineación corporal natural viven en su mayoría en otras partes del mundo. Muchos de los ejemplos de personas que ya «no» mantienen esa alineación corresponden a individuos occidentales. A medida que más y más culturas se occidentalizan, lo cual está ocurriendo actualmente a un ritmo vertiginoso, nos encaramos al serio problema de olvidarnos en masa de cómo ser humanos de un modo natural. Esta desdichada realidad hace que el argumento de la alineación natural sea algo muy urgente.

A pesar de todos nuestros avances tecnológicos y de los extraordinarios logros conseguidos, los occidentales actuales, cualquiera que sea nuestra procedencia, no solamente hemos perdido la capacidad de vivir en nuestros cuerpos de modo natural sino que hemos acabado confundiendo lo que realmente son una buena salud y una buena forma física. Si queremos estar verdaderamente sanos y en forma, tenemos que alinearnos nosotros mismos, en sentido literal, con las características biomecánicas más básicas de nuestro diseño.

La buena noticia es que, si examinamos cómo algunas personas utilizan aún el cuerpo de un modo natural, podemos aprender a aplicar los principios biomecánicos universales y descubrir una mayor soltura y comodidad corporal en cualquier cosa que hagamos.

Capítulo dos

Un diseño para vivir.

Cada especie tiene el suyo propio

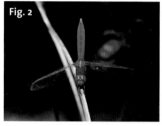

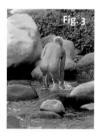

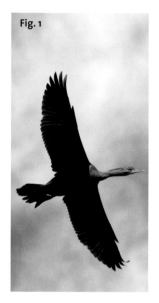

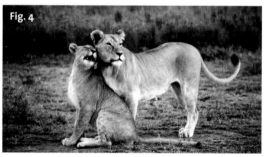

¿Podemos imaginarnos a un pájaro con las alas dañadas por agitarlas violentamente o a un mono con un hombro dislocado por saltar de rama en rama? ¿Y a una jirafa con el cuello lesionado por intentar coger una hoja de un árbol muy alto? Parece improbable que sucedan esas cosas a menos que sea por un accidente, como, por ejemplo, que se rompa una rama mientras un mono se balancea o que un pájaro se confunda con el cristal de una ventana. Es una suerte, pues en el mundo de los animales en libertad no hay quiroprácticos, ni masajistas, ni cirujanos ortopédicos, ni entrenadores personales.

> *Cada especie tiene su propio diseño biomecánico que define su vida. Si un pájaro batiera un ala con más fuerza que la otra, se vería condenado a volar en círculos. Sobrevivir le sería sumamente difícil.*

Adaptación humana

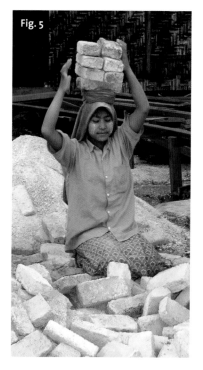

Fig. 5

Los humanos se amoldan a las exigencias que les impone el entorno. Esas exigencias pueden ser desde estar todo el día sentado frente a un ordenador, a seguir los ejemplos de nuestros padres o la cultura del grupo en el que nos criamos. Lamentablemente, algunas adaptaciones exigen un alto precio, y lo pagamos con una larga lista de consecuencias dolorosas.

Algunos humanos parecen propensos, de un modo creciente y a edades cada vez más tempranas, a lastimarse y lesionarse la espalda, cuello, hombros, rodillas, caderas, tobillos y muñecas mientras realizan actividades cotidianas.

Esta joven trabaja cargando piedras y ladrillos. Tras cargar con ellos en la cabeza, de rodillas, se levanta con muy poco esfuerzo.

> *El cuerpo humano está ideado para ser extraordinariamente fuerte y flexible en prácticamente cualquier actividad. Mucha gente cree que eso no puede ser cierto para ella, piensa que es demasiado frágil, demasiado rígida o demasiado vieja para hacer cualquier cosa al respecto. En realidad, desde el primer instante en que empecemos a aplicar los mismos principios que utiliza una mujer pequeña para cargarse piedras y ladrillos en la cabeza, empezaremos una vía para ser más fuertes y más flexibles, y también para tener un cuerpo más joven.*

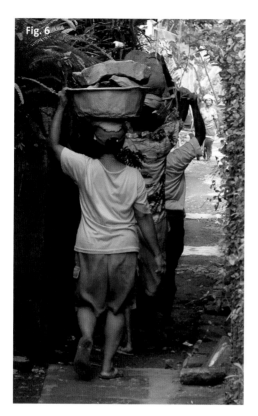

Fig. 6

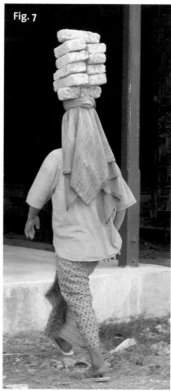

Fig. 7

¿Cómo puede parecer tan fácil acarrear semejantes pesos encima de la cabeza? Las personas que aparecen en estas fotografías pertenecen exactamente a la misma especie que todos nosotros, tienen el mismo diseño biomecánico. La mayoría de las personas de lugares tecnológicamente desarrollados pueden pensar que se trata de algo muy difícil y potencialmente peligroso, aunque esas mujeres parecen fluir por el espacio, en vez de acarrear piedras y ladrillos sobre la cabeza y la columna vertebral.

No hay ningún secreto acerca de cómo algunas personas pueden llevar a cabo esas tareas tan extenuantes con agilidad y comodidad. Las mujeres de las fotos tienen, desde niñas, la capacidad de vivir en sus cuerpos de acuerdo con el diseño natural de éstos.

Existe la creencia de que el diseño del cuerpo humano es defectuoso, que hemos evolucionado de modo imperfecto (como si ello fuera ni siquiera posible) y que nuestra columna vertebral no está en condiciones de cumplir la tarea de mantenernos en una postura erguida. El hecho de pensar de nosotros mismos que somos intrínsecamente imperfectos indica que nos vemos *fuera* de la naturaleza, y no *parte de ella*. Esta idea ignora el hecho de que prácticamente todo el mundo puede volver a aprender, con la práctica, todo lo que un día aprendió sobre la alineación y la relajación. Al volver a descubrir qué es lo natural, descubriremos lo confortables que podemos llegar a sentirnos en muchos aspectos.

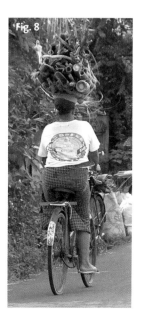

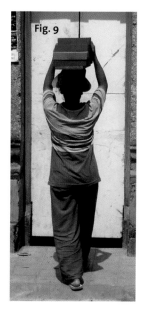

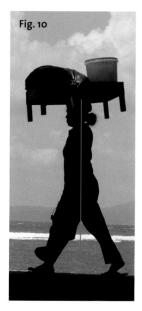

La mayoría de las personas que cargan peso en la cabeza pueden hacerlo precisamente porque viven en sus cuerpos de un modo completamente natural. Ello explica que una mujer de mediana edad, la cual según nuestros cánones culturales no está en buena forma física, puede llevar en equilibrio sobre la cabeza una carga de leña mientras va pedaleando tranquilamente en bicicleta. Estas personas no aparentan agilidad, *son* ágiles.

> *Una característica común en las personas con cuerpos alineados de manera natural es la agilidad y libertad de movimientos que tienen, incluso cuando están llevando a cabo tareas físicamente arduas.*

Si bien la columna no «envejece» en sentido literal (está claro que todos, más pronto o más tarde, nos desgastamos), la capacidad de la espina dorsal para soportar la fuerza de la gravedad y otros esfuerzos que aceleran el envejecimiento, aumenta enormemente si tenemos la suerte de estar naturalmente alineados toda la vida. Esto es totalmente cierto aunque durante años nos dediquemos a realizar trabajos pesados, siempre que vivamos de acuerdo a las reglas de nuestra estructura corporal. En efecto, estar físicamente

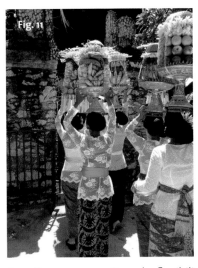

activos partiendo de una postura alineada refuerza y mantiene la flexibilidad y la fuerza y contribuye a conservar una forma física auténtica y natural.

> *Quizás hayamos oído decir que las personas que suelen llevar cargas pesadas en la cabeza sufren lesiones de columna y de cuello. Eso solamente sucede a quienes han olvidado cómo permanecer alineados según el diseño natural del cuerpo.*

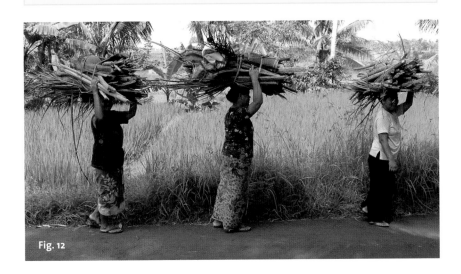

Fig. 12

Bebés y niños: maestros de la alineación

Para quienes hayan olvidado cómo vivir en unos cuerpos alineados de un modo natural (léase: «todos aquellos que vivimos en países tecnológicamente desarrollados»), los niños se convierten en nuestros maestros. Ello se debe a que los niños sanos saben instintivamente cómo darse la vuelta, sentarse y caminar aplicando las reglas más básicas de la física y de la ingeniería. Si observamos la relación que tienen los niños con sus cuerpos, descubriremos que necesitamos saber retornar a nuestra «casa de origen».

Es muy probable que todos hayamos aprendido esas reglas básicas en nuestra primera infancia. Sin tener culpa de ello, nos hemos ido alejando de lo que es natural en nuestra vida. Muchos han olvidado que, en cuanto seres humanos, estamos profundamente implicados en el mundo natural, gobernados por las mismas leyes que gobiernan la vida del planeta. ¿Por qué íbamos a ser los humanos, que también vivimos en este planeta, una excepción de esas reglas? Cuando un niño aprende a ponerse de pie y a caminar, descubre el punto medio crítico —el eje central— alrededor del cual el cuerpo se organiza con una simetría exquisita. Esto hace que los huesos se coloquen en el lugar que les corresponde y libera a los músculos de tener que soportar el cuerpo.

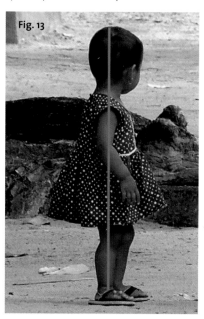

Fig. 13

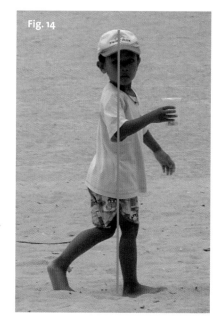

Fig. 14

> *La mayoría de nuestras molestias físicas, sean dolores o enfermedades, puede que estén muy relacionadas con la ignorancia de las reglas más básicas de la naturaleza.*

Se trata de los huesos, pequeño

Hasta que llega el momento de caminar, el bebé se ha estado entrenando para que las piernas puedan mantenerle bien. Durante varios meses ha utilizado un andador o ha ido de la mano de alguien, dando tumbos cientos de veces. Ha aprendido a través de un proceso de ensayos y fallos a encontrar la relación postural entre los huesos de las piernas, la pelvis, el sacro, la caja torácica, la columna y el cráneo que mejor responda a su búsqueda de la verticalidad. ¿Por qué, entonces –podemos preguntarnos–, va tambaleándose hasta que consigue reunir el valor para soltarse de la mano de papá o mamá y dar los primeros pasos por su cuenta? Pues, sencillamente, porque lo hace cuando descubre el *equilibrio*.

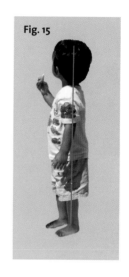

Fig. 15

El mayor reto de un bebé a la hora de aprender a caminar es descubrir cómo mantener en equilibrio una cabeza grande y pesada encima de la columna vertebral, algo así como mantener en equilibrio una pelota de jugar a bolos encima de un palo. En este caso, sin embargo, no se trata de un simple palo, sino de una compleja colección de huesos articulados y de músculos que deben estar correctamente relacionados entre sí. Descubrir el eje central donde el cráneo se mantenga en equilibrio sobre la columna permite que el cuello se relaje. Mientras que los niños pueden utilizar una base de apoyo más amplia en las piernas cuando aprenden a caminar, la alineación a lo largo del eje vertical, para los más afortunados, se mantendrá intacta durante toda su vida.

La relajación es la clave del equilibrio natural, y los niños son los gurús de cómo vivir en un cuerpo relajado. Saben hacerlo porque han llegado a entender por experiencia propia la relación exacta entre unos músculos elásticos y unos huesos alineados. Nunca dejan de intentar descubrir cómo funcionan las cosas, ellos incluidos. Raras veces su juego es tan sólo un juego al azar, sino un instinto natural para entender los detalles de su estructura.

Fig. 16

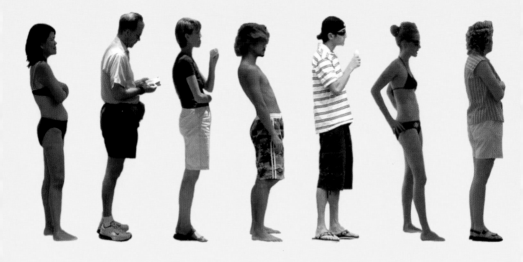

> *Las personas que nunca llegan a perder lo que aprendieron de niños son más propensas a vivir una vida plácida y libre de dolores, independientemente de su edad, cultura, raza, tipo corporal o nivel de actividad.*

Estas personas son una muestra representativa de la gente joven y de mediana edad de la sociedad norteamericana. Menos mal que probablemente ninguno de ellos desea llevar una carga pesada en la cabeza, pues sus mal alineados huesos no soportarían ese esfuerzo. Por desgracia sus esqueletos no están preparados para mantenerles erguidos en prácticamente ninguna de las tareas que hagan, sostengan o no piedras encima de la cabeza. Es bastante predecible que la mayoría de estas personas, si no todas, experimentarán dolores y agarrotamientos de modo habitual, problemas que con el paso de los años no sólo se mantendrán, sino que se multiplicarán. Aunque puedan conseguir un alivio temporal realizando estiramientos musculares, seguirán sintiendo molestias a menos que aprendan a alinear el esqueleto. Hasta que los huesos no acaben estando en el sitio que les corresponde, si sienten dolor y rigidez de manera regular, acabarán desarrollando más y más problemas en años venideros.

Fig. 17

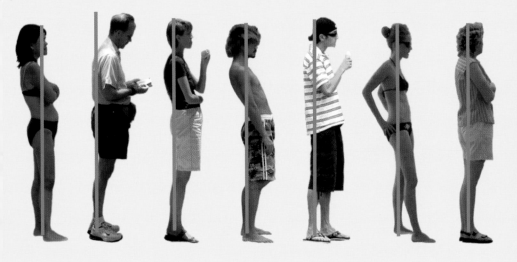

Al igual que todos los niños aprenden a caminar, cada una de estas personas descubre también por sí misma cómo alinear su esqueleto acorde con la estructura ósea de nuestra especie. A través de los años, por diferentes razones, se nos impone una serie de hábitos que establecen unos modelos particulares de uso, algo parecido a los ajustes predeterminados de un programa informático.

El objetivo no es cargar grandes pesos en la cabeza. El objetivo es ante todo alinear nuestro cuerpo sobre el eje central, lo cual nos conducirá a la fuerza natural, la flexibilidad, una mayor resistencia y a sentirnos mejor y más cómodos con nuestro cuerpo. Lo hacemos aprendiendo de quienes cargan cosas en la cabeza sin lesionarse ni sufrir ningún tipo de dolor.

Cuando volvemos a observar estos cuerpos, esta vez con una línea ascendente trazada desde el tobillo, vemos que no están alineados con el eje central, como lo estaban cuando eran niños. Todos están desplazados. Esto mismo le ocurre a la mayoría de occidentales, y a la población de los países desarrollados del mundo actual. En todos esos cuerpos los músculos tienen que compensar el hecho de que las piernas, en vez de hacer una función si-

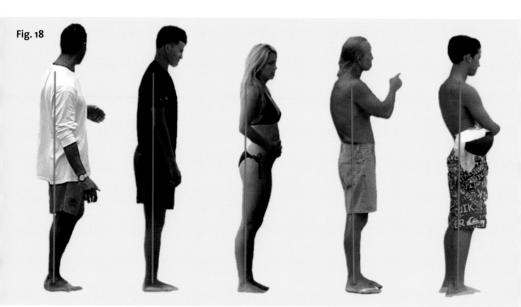

Fig. 18

milar a la de los pilares de cimentación, no ofrezcan sostén alguno. Ello lleva a tener que realizar una serie de compensaciones, y todas auguran problemas. La disposición de los esqueletos se aplica a cualquier cosa que se haga, ya sea permanecer de pie en la cola del banco, estar sentados en una silla, agacharse para atarse los zapatos, buscar un libro en un estante alto, correr por un sendero o levantar el cesto de la ropa. Estas sencillas cosas realizadas de una manera errónea día tras día, una y otra vez, no sólo determina cómo se pueda uno sentir hoy sino también cómo envejecerá mañana.

Las personas de estas fotografías son consumadas surfistas. A pesar de la condición de atleta que todas comparten, tan sólo la segunda por la izquierda se mantiene sobre las piernas, que le sirven de fuertes y perpendiculares columnas. Como cuando era un niño, los huesos de las piernas le mantienen la pelvis en una posición neutra que propicia una columna naturalmente recta y óptimamente extendida. Su condición de surfista, su habilidad para guardar el equilibrio y moverse en un fluido, le es muy útil. En el caso improbable de que quisiera llevar una pesada carga de piedras en la cabeza (o de tablas de surf), probablemente lo haría con relativa facilidad. Al ser un adulto con un cuerpo naturalmente alineado, es improbable que este hombre pierda alguna vez la noción básica, aunque inconsciente, de que realiza todas las actividades alineadamente y que ello le ayuda a reforzar la forma natural de su cuerpo.

 Kathleen Porter

Los otros cuatro cuerpos están desplazados del eje central, de la línea, lo que significa que los músculos están haciendo el trabajo de los huesos. Por su condición de atletas, estas personas son especialmente propensas a lesionarse por contracturas musculares que evitan que las articulaciones trabajen en toda su extensión.

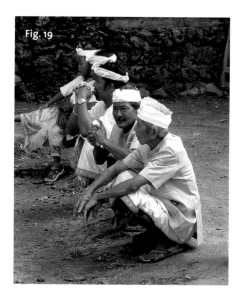

Fig. 19

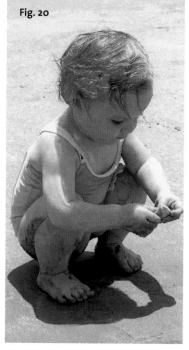

Fig. 20

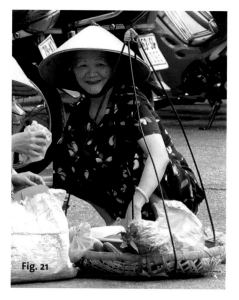

Fig. 21

Los niños y los adultos utilizan mecanismos idénticos de poleas y palancas (músculos y huesos). Los ancianos de estas fotografías son un ejemplo de cómo podemos permanecer fuertes, flexibles y cómodos durante toda la vida.

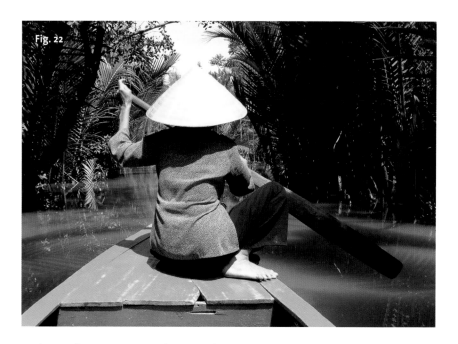
Fig. 22

En lugar de tener que trabajar la fuerza y la flexibilidad, adquirimos esas cualidades como la consecuencia natural de vivir de acuerdo con nuestra estructura corporal. En vez de entablar un régimen continuo de ejercicio físico para mantener la forma y el tono muscular, o seguir una serie de estiramientos para aliviar la tensión almacenada en los músculos, podemos simplemente tratar de reforzar nuestra resistencia natural, nuestra flexibilidad y *extensión* en todo lo que hacemos: subir escaleras, hacer deporte, agacharnos para echarle comida al gato, pasar el aspirador, hacer la compra, limpiar el jardín, sentarnos frente al ordenador o remar en una canoa. Lo que acarrea unas determinadas y funestas consecuencias a largo plazo, no es *aquello* que hacemos, sino *cómo* lo hacemos. Una buena forma física refleja una alineación natural y un estado de relajación.

Poniendo en práctica los principios que aprenderemos en la segunda parte del libro, conseguiremos que nuestros músculos retornen gradualmente a su extensión y elasticidad naturales. No es necesario poder estar en cuclillas como la mujer de la fotografía o acarrear grandes pesos en la cabeza; basta con aprender modos de estar en el cuerpo que liberen las tensiones y que éstas, sistemáticamente, con el tiempo, liberen las articulaciones comprimidas; sobre todo las de la columna vertebral. Haciéndolo así, llegaremos a contar con un buen estado físico que nos durará toda la vida.

Capítulo tres

Un don asombroso

que, teniendo una columna sana, se conserva hasta la vejez

Lo más probable es que, si uno vive en una parte del mundo tecnológicamente desarrollado, no llegue a cruzarse nunca con unos ancianos que tengan la columna tan flexible como los de estas fotografías.

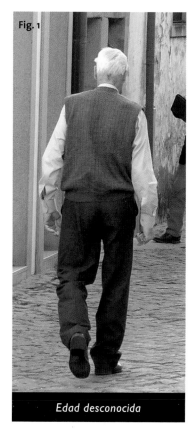

Fig. 1

Edad desconocida

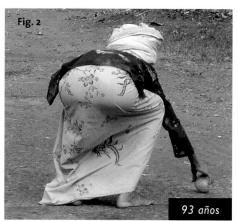

Fig. 2

93 años

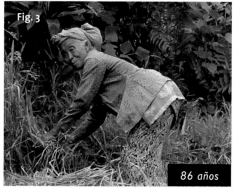

Fig. 3

86 años

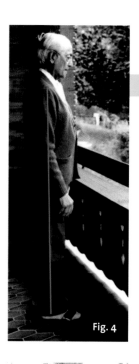

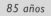
85 años

Fig. 4

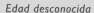
Edad desconocida

Del mismo modo que los cuerpos de los niños pequeños están alineados a lo largo de un eje central, los cuerpos de estas personas están casi perfectamente divididos por la mitad por el eje muchas décadas después.

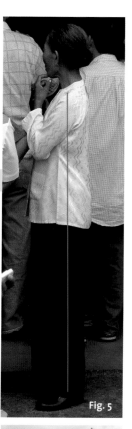

Fig. 5

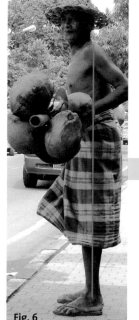

76 años

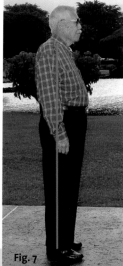

Fig. 6

92 años

Fig. 7

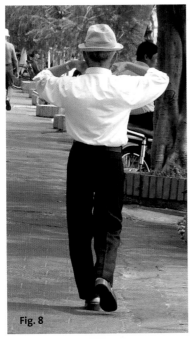

Fig. 8

Si llegamos a los últimos años de nuestra vida con una columna óptimamente extendida y ágil, es probable que la transición a esa etapa sea menos brusca. Aunque sin duda alguna llegaremos a envejecer, es más probable que tengamos unos hombros relativamente relajados, caderas flexibles, paso ligero, una buena provisión de energía natural y muchos menos achaques.

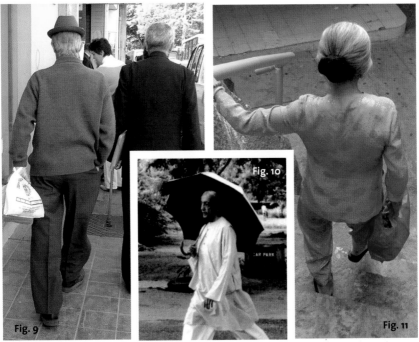

Fig. 10

Fig. 9

Fig. 11

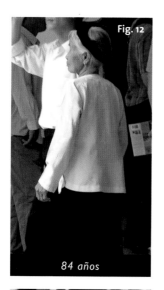

Fig. 12

84 años

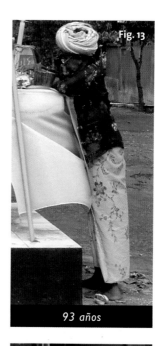

Fig. 13

93 años

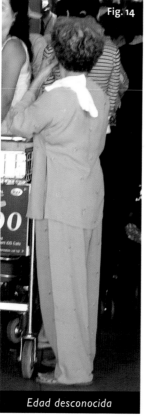

Fig. 14

Edad desconocida

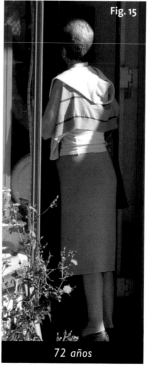

Fig. 15

72 años

Kathleen Porter

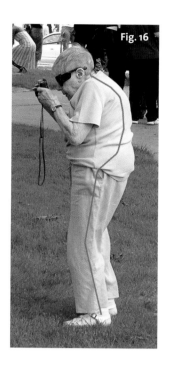
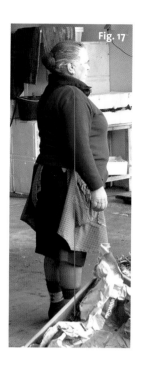

No hace mucho tiempo se pensaba que la manera de envejecer de cada uno era tan sólo una cuestión de suerte. Había personas que parecían tener toda la suerte del mundo y ser capaces de pasar la vejez conservando la altura y sintiéndose bastante a gusto con sus cuerpos. Quizás se encontraban algo entumecidos, pero en general el cuerpo no les daba demasiados problemas. Esas personas pasaban la vejez más suavemente que otros ancianos que parecían condenados a seguir las exigencias de la ley de gravedad, derrumbándose en posturas que les dejaban agarrotados y doloridos.

Estudios recientes han determinado con claridad que la inactividad desempeña un papel importante en el modo de envejecer de las personas. «Lo que no se usa, se atrofia» es ahora el lema para incentivar el ejercicio por parte de las personas mayores; el alivio que sienten muchas personas cuando se vuelven más activas confirma la realidad de la frase. Sin embargo, en el futuro, a medida que se siga investigando cómo envejecer de modo saludable, se verá que *cómo* se alinea nuestro esqueleto puede llegar a ser más importante incluso que el nivel de actividad que mantengamos. En otras palabras: *según cómo se usa, así se mantiene.*

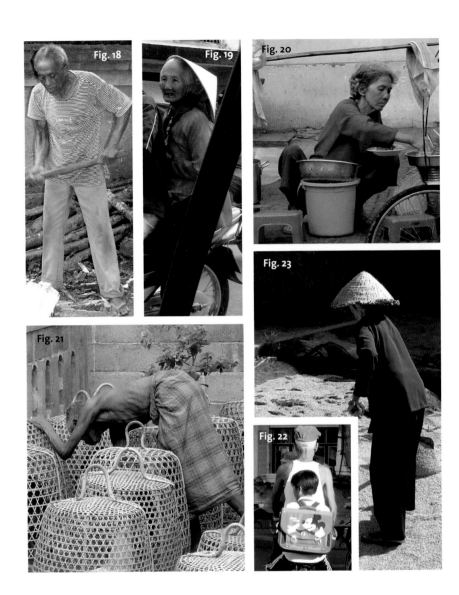

Las personas que mantienen una alineación natural y una columna flexible a lo largo de la vida, con frecuencia encuentran placer en permanecer activas bien entrada su vejez. Dado que ciertas vicisitudes económicas requieren que la gente se mantenga activa laboralmente hablando más tiempo, en algunos casos el concepto de «jubilación» se ve como algo extraño e inoportuno.

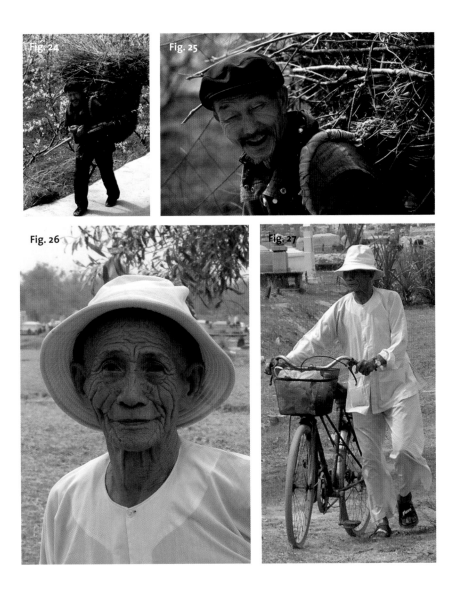

Fig. 24

Fig. 25

Fig. 26

Fig. 27

Estos hombres tienen todos unos cuerpos jóvenes y fuertes para su edad. Su fortaleza y flexibilidad no provienen de desarrollar fuerza muscular, sino de vivir con unos huesos bien alineados, unos músculos relajados y unas articulaciones libres y dilatadas.

Capítulo cuatro

Arquitectura en carne y hueso,
una columna móvil

El cuerpo humano es una especie de rascacielos viviente que respira, camina y habla. Al igual que un rascacielos, utiliza muchos de los principios arquitectónicos de compresión y tensión que evitan que un edificio se caiga. Pero eso es tan sólo una parte de la historia. Lo que posibilita que no se derrumbe el cuerpo humano, el cual no está plantado firmemente en un lugar sino que se mueve y adopta muchas y diferentes posturas y soporta la fuerza de gravedad, son los principios estructurales característicos de la

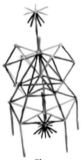

Fig. 1

tensegridad. Este término lo describió por vez primera el inventor e ingeniero Buckminster Fuller en la década de los años cincuenta; una estructura con tensegridad muestra un sistema arquitectónico en el que sus estructuras se estabilizan a sí mismas mediante el equilibrio de fuerzas de tensión contrarrestadas, como se puede ver en este popular juego de construcción. Mientras que un rascacielos se construye empleando los principios de ingeniería de la compresión que aprovechan la fuerza de la gravedad en su encuentro con el suelo mediante vigas estructurales de acero, un modelo de tensegridad se apoya en una tensión aplicada por igual y en conjunto para dar apoyo.

En términos arquitectónicos, la *tensión* es el resultado de la separación de dos partes, una de otra, en direcciones opuestas, mientras que *compresión* es la acción en la que dos partes se ven presionadas una contra otra desde sus extremos. Pensando en el modo en que un cable tensado equilibra un arbolito o el puente Golden Gate, nos haremos una idea. En el modelo de tensegridad del cuerpo humano los huesos actúan de separadores entre las diferentes partes del cuerpo que están unidas por tejidos blandos, como músculos, fascias, tendones y ligamentos. Este sistema estructural funciona muy bien en los humanos, pues mantiene el equilibrio entre las dos fuerzas de tensión y compresión.

Puede surgir cierta confusión al referirnos a la «tensión» muscular, pues generalmente nos referimos a lo contrario, cuando un músculo se acorta (se contrae) entre sus extremos. Estos dos significados opuestos pueden aclararse recordando que la cualidad esencial que subyace en ambos tipos de tensión es la *elasticidad*, la habilidad de volver o de mantener la forma y el tamaño original después de una distorsión. Las fuerzas tensoras en las estructuras de ingeniería requieren elasticidad para evitar tanto la rigidez como la flacidez, y la tensión muscular es casi siempre un impedimento para la elasticidad muscular.

Los seres humanos somos bastante más complicados que un edificio o un puente, sea cual sea la complejidad de su construcción. Nosotros estamos infundidos de una fuerza vital que nos anima y que trasciende los detalles mecanicistas; sin ella no seríamos más que robots. En vez de considerarnos como meros objetos físicos que piensan y sienten, caminan y hablan, debemos sentir que somos energía, conciencia, espíritu en acción, hijos de Dios, o simplemente tener un sentido de la existencia. Debemos al mismo tiempo sentir que el cuerpo se desvanece en la vacuidad de la consciencia pura, más allá de cualquier identificación, de cualquier forma. Sin embargo, puede ocurrir que en un momento dado sintamos que la consciencia permanece atada al cuerpo físico –una parte inseparable de la tríada cuerpo/mente/espíritu–, y que tenemos que obedecer a las leyes de la física, las que a su vez están gobernadas por las leyes de la gravedad. Todos conocemos muy bien qué es tener el cuello rígido y dolor de espalda, además de una interminable lista de achaques, cuando no cumplimos con esas reglas.

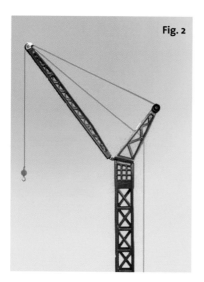

Fig. 2

El diseño del cuerpo humano incluye muchos de los principios básicos de la ingeniería y la arquitectura que funcionan para ayudarnos a satisfacer nuestras necesidades de movilidad, así como para soportar la fuerza de la gravedad y otras tensiones.

Nuestro sistema musculoesquelético funciona como un elemental sistema de poleas (músculos) y palancas (huesos), algo parecido a la estructura de una grúa. Los seres humanos han tomado buena nota de su propio e ingenioso diseño. Han creado una variedad de inventos mecánicos que funcionan con sistemas de palancas y poleas, valiéndose de los principios de tensión y compresión, y también tomando ejemplo de las articulaciones y bisagras que permiten flexionar, rotar y pivotar las partes mecánicas.

El problema del modelo de tensegridad es que tendemos a caer en la trampa de pensar que los músculos y otras partes blandas hacen el trabajo de sostenernos. Eso sólo es cierto cuando los huesos están mal alineados y los músculos se ven obligados a un estado tensional extremo para compensar la falta de una alineación adecuada. A pesar del obvio papel de soporte que los músculos realizan, es importante recordar que su función prioritaria es la de mover los huesos. Un músculo sano es elástico, capaz de contraerse cuando se le pide, libre de un exceso de tensión, y capaz de relajarse. Cuando los huesos están colocados en el lugar que les corresponde, hacen la mayor parte del trabajo de soportarnos y de soportar el peso de cualquier cosa que nos carguemos encima.

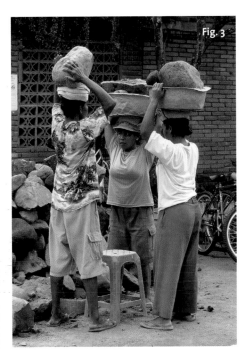

Fig. 3

La mayoría de los problemas que tienen las personas con su cuerpo se debe a que las fuerzas de tensión y compresión están desequilibradas, generalmente por una excesiva confianza en los aspectos tensores de su estructura.

Es comprensible que los humanos, como seres erguidos que somos, necesitemos un diseño que permita soportar la presión hacia debajo que ejerce la fuerza de la gravedad, y además contrapesar las fuerzas tensoras de los músculos y los tejidos conectivos. Al igual que un edificio alto requiere unos postes verticales que sean fuertes y perpendiculares al suelo, el *Homo sapiens* requiere una estructura para mantenerse erguido. Esta estructura constituye una obra maestra del diseño evolutivo.

Hagamos caso a los huesos

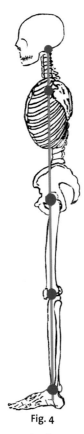

Fig. 4

Los esqueletos suelen evocarnos imágenes tétricas o recordarnos excavaciones arqueológicas. El esqueleto es lo que permanece cuando todo lo demás se ha desintegrado, por ello lo vemos a menudo como una representación de la muerte o como una horripilante colección de huesos. Si uno ve el esqueleto de ese modo, conviene que vuelva a pensar en ello. En este momento, el lector que lee estas palabras es un esqueleto vivo, que respira. Los huesos que lo forman están dinámicamente vivos, produciendo células sanguíneas, almacenando nutrientes esenciales y desempeñando su papel en el sistema circulatorio y neuronal. Su compleja construcción le permite soportar fuerzas compresivas extraordinarias, a la vez que ser lo suficientemente maleable para llevar a cabo un continuo proceso de formación y modificación, ampliación y restricción a lo largo de toda una vida.

La línea roja que recorre el esqueleto de la ilustración marca el eje central. Se trata del mismo eje que nos guió a todos cuando aprendimos a erguirnos y a caminar; pasa directamente por el centro de los huesos de las piernas, la pelvis, la caja torácica y el punto rotatorio donde la cabeza descansa delicadamente colocada sobre el atlas, la vértebra más alta de la columna vertebral. Por todas las articulaciones que soportan peso —tobillo, rodilla, cadera, hombro— pasa la línea roja, estabilizada por los músculos, que no están demasiado rígidos ni demasiado laxos. Esta precisa alineación ósea se vale de su fuerza compresiva, posibilitando que algunos de nosotros podamos cargar grandes pesos en la cabeza. Queda bien patente que no es la fuerza muscular sino la verticalidad de una columna vertebral fuerte lo que soporta el peso de la carga.

> «Los huesos semejan acero por su poder de resistencia, solidez y dureza para resistir la compresión y su flexibilidad para aguantar los impactos. Su resistencia frente a la presión es extraordinaria.»
>
> MABEL TODD, El cuerpo pensante, 1932

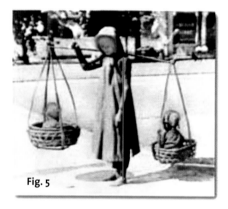

Fig. 5

Un cuerpo bien alineado cargando con dos niños

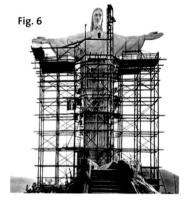

Fig. 6

Andamiaje de la estatua del Cristo Redentor, Rio de Janeiro, Brasil

> Con frecuencia, cuando no tenemos los huesos alineados según la verticalidad real de nuestra estructura ósea, nos sentimos como si estuviéramos batallando contra la gravedad. En ese tipo de luchas, la gravedad siempre gana. Sólo alineando los huesos podemos soportar la fuerza gravitatoria que nos empuja hacia abajo.

Prácticamente todos estamos de acuerdo en que una postura correcta desempeña un papel muy importante en la buena salud. Sin embargo, muy pocos saben qué es adoptar una buena postura. Lo que entendemos por *postura correcta* se basa en lo que nos han enseñado: que tenemos que estar derechos, con los hombros bajos y echados hacia atrás, el pecho hacia fuera, la barbilla alta, el vientre hacia dentro y la rabadilla remetida. Todas y cada una de estas posturas hacen que las fuerzas tensoras no sólo adopten una posición forzada de acuerdo con nuestro modelo evolutivo, sino que contrarresta los principios básicos en los que debemos basarnos. Estas posturas hacen que los huesos se aparten del eje central del cuerpo e impiden una alineación relajada y natural en un entorno cómodo.

Una estructura similar a un andamiaje

El eje central divide un cuerpo alineado en partes iguales en todas direcciones. Las líneas trazadas por las junturas óseas que soportan peso en sus puntos de articulación demuestran la verticalidad de nuestra postura erguida además de revelar que tenemos una estructura corporal semejante a un andamiaje. Más segura y duradera aún que la fuerza muscular es nuestra fortaleza ósea. Sólo hay que imaginar la inestabilidad de un andamio con los pilares torcidos para comprender por qué unos huesos mal alineados pueden finalmente requerir una intervención quirúrgica de las articulaciones.

El esqueleto humano es una maravilla arquitectónica de simetría y funcionalidad. El hecho de que esté apuntalado según las reglas de la física y la ingeniería es, en parte, lo que hace posible que esta estructura aparentemente rígida se mueva con tanta libertad y fluidez. Sin la resistencia que comporta la aplicación de esos principios biomecánicos, nuestros músculos tienen que realizar la mayor parte del trabajo de mantenernos erguidos. Ello significa gastar muchísima energía y origina con frecuencia dolores y molestias.

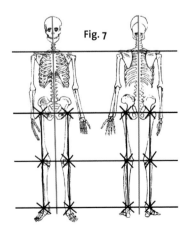

Fig. 7

La influencia cultural propicia nuestra tendencia a desviarnos del eje central, lo que puede explicar en gran parte algunas de las dolencias que afectan de modo especial a los países desarrollados.

Estar alineados no es estar delgados. La mujer de la fotografía central tiene una figura más robusta que la del resto que aquí vemos, pero goza de los beneficios que comporta estar bien alineado y relajado. Ello hace que nos planteemos aún más cuestiones acerca de lo que es estar en una buena forma. Si bien las ventajas de seguir una dieta saludable y tener una buena actividad física son factores cruciales para tener una buena salud, tendemos a olvidarnos del importante papel que desempeña la alineación natural.

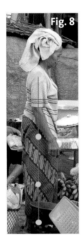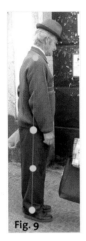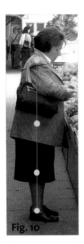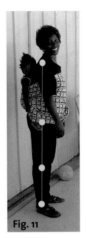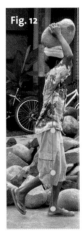

Las articulaciones que soportan peso (puntos amarillos) están alineados con el eje central.

Características que comparten las personas que están alineadas de un modo natural cuando están de pie

- Los huesos de las piernas constituyen columnas de apoyo.
- El eje central divide todo el cuerpo en casi exactamente la mitad.
- Las articulaciones que soportan peso —tobillos, rodillas, caderas, hombros— están totalmente alineadas con el eje central.
- La pelvis y la caja torácica están en una postura natural y neutra.
- La columna vertebral está óptimamente extendida.
- Los órganos internos están colocados de manera natural, no comprimidos.
- Suelen ser individuos que no sufren dolores ni tensiones.

Las personas de estas fotografías tienen que echar hacia atrás la parte de arriba del cuerpo para no caerse hacia delante, proceso que las lleva a tensar una gran cantidad de músculos. Es frecuente que las personas que adoptan esta postura estando erguidas crucen los brazos o los lleven a la cadera a fin de aliviar el ligero empuje que ejercen los brazos al quedar colgados de los hombros.

La ropa de estas personas muestra muchos más pliegues y arrugas que la de las personas de la página anterior. Podemos imaginar la relación de los pliegues de la ropa que visten con los «pliegues» de órganos, venas, arterias y otras partes del organismo, y cómo ello puede afectar a nuestra salud.

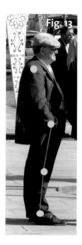 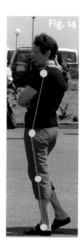 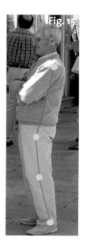 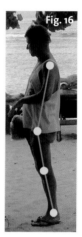 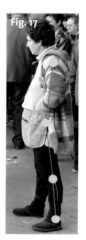

Las articulaciones que soportan peso (puntos amarillos) están mal colocadas y soportan un estrés constante.

Características que comparten las personas que están mal alineadas cuando están de pie

- Los huesos de las piernas no están perpendiculares al suelo y no ofrecen un sólido apoyo.
- La alineación de sus cuerpos no recorre el eje central.
- La pelvis y la caja torácica están desplazadas.
- La columna vertebral está contraída y acortada.
- Los órganos del cuerpo están mal colocados y comprimidos.
- Suelen ser individuos propensos a frecuentes dolores y tensiones.

El tronco del árbol y muchísimo más

La espina dorsal es esencial para mantenernos erguidos. Formada por veinticuatro vértebras y el sacro, en el que se asienta, la columna es una ingeniosa construcción caracterizada tanto por su estabilidad como por su movilidad. Si bien es mucho más compleja que una pila de cubos, algo tiene en común con ellos. Cada vértebra está diseñada para encajar en la inferior, separada por un disco cartilaginoso y relleno de un gel que evita que los huesos se rocen entre sí, facilita el movimiento y aporta una condición hidráulica que absorbe los golpes. El cuerpo vertebrado proporciona a la espina dorsal el poder de resistir las fuerzas compresoras, mientras que una compleja disposición de articulaciones multifacéticas aportan a la columna fluidez y movilidad, sin rigidez. Esto nos da la flexibilidad que necesitamos para movernos fácil y cómodamente.

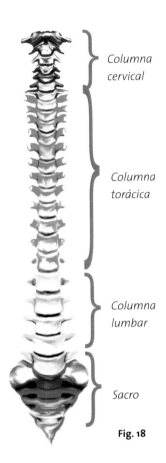

Columna
cervical

Columna
torácica

Columna
lumbar

Sacro

Fig. 18

Además de aportar apoyo al torso, la columna vertebral soporta también el cráneo y le permite movimientos multidireccionales. Las protuberancias de la columna sirven de puntos de anclaje para que la caja torácica quede encajada de una manera que optimiza la respiración. La médula espinal, la principal vía neuronal para enviar y recibir los mensajes del cerebro, está recubierta y protegida dentro del canal espinal.

El funcionamiento óptimo del organismo depende de que la espina dorsal conserve su alineación natural. El dicho «uno tiene la edad de su columna» confirma que el modo en que envejecemos, sumado a nuestra salud general y bienestar, está directamente relacionado con el estado de nuestra columna vertebral.

Todo aquel que tenga un esqueleto alineado con el eje central contará con las siguientes ventajas:

- Máxima extensión vertebral.
- Postura pélvica neutral encima de los huesos verticales de las piernas.
- Caja torácica sujeta naturalmente a sus puntos de encaje con la espina dorsal.
- Cuello largamente extendido.
- Cráneo en buen equilibrio en su posición más alta.

En estas condiciones, permanecer de pie durante largos periodos de tiempo no es difícil, puesto que hay pocos puntos de estrés que causen molestias o inquietud. Una característica común en las personas que están alineadas de este modo es la manera en que les sienta la ropa: les cae a nivel y no presenta frunces ni arrugas.

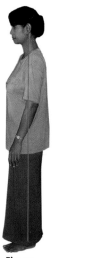
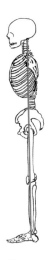

Fig. 19   Fig. 20

Las personas alineadas de modo natural, como la mujer de la fotografía, no presentan la imagen de «cuerpo cansado» tan común hoy día. Tienen músculos elásticos y flexibles, y la fortaleza de su buena «cimentación» se debe a la interacción de unos huesos bien alineados, unos músculos flexibles y unas articulaciones abiertas.

La columna puede estar desviada de maneras diferentes. La columna lumbar (parte inferior de la espalda) de la mujer de la izquierda está arqueada (lordosis), tiene el esqueleto desplazado del eje central hacia delante y ello causa un acortamiento de la columna. La columna del joven está también desplazada en la parte delantera; sin embargo, la pronunciada inclinación de la pelvis hacia atrás hace caer la zona inferior de la espalda. Finalmente, el resultado será el mismo para estas dos personas: una columna acortada y comprimida. La inevitable tensión y el posible dolor que estas personas están destinadas a sufrir pueden darse en muchas zonas, entre otras: espalda, cuello, hombros y las articulaciones de las extremidades.

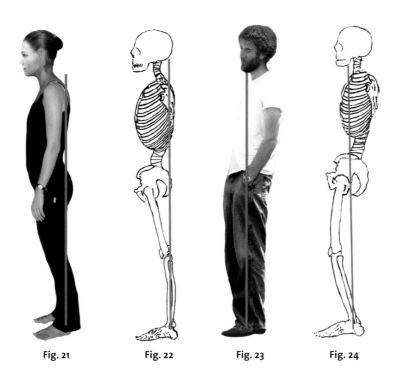

Fig. 21   **Fig. 22**   **Fig. 23**   **Fig. 24**

Relajarse no es lo mismo que desplomarse o repanchingarse. La verdadera relajación sólo aparece cuando los huesos proporcionan un buen soporte; sólo ellos pueden hacer que los músculos se relajen realmente.

Esta postura representa el intento más común de contrarrestar los efectos de un pecho hundido. Mucha gente cree que sacar pecho y esconder vientre, a la vez que desarrollar una tonicidad muscular para mantener esa postura, son esenciales para estar en forma. Lamentablemente, la buena forma física no se consigue con una mala alineación crónica de los huesos y con la tremenda tensión muscular que se precisa para mantenerse así.

Debe hacerse una clara distinción entre lo «normal» y lo «natural». Para sentirse de la mejor manera posible –relajado y sin dolores–, la columna tiene que estar alineada con el eje central, no desplazada, ni arqueada y acortada, como aquí vemos.

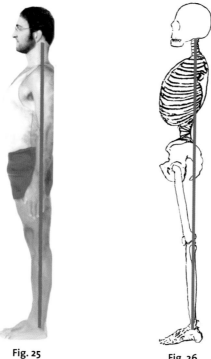

Fig. 25   **Fig. 26**

Erguirse tal y como nos han enseñado hace que la columna se comprima y se arquee. Ésa es una de las principales causas del dolor de espalda crónico y de las lesiones.

Kathleen Porter

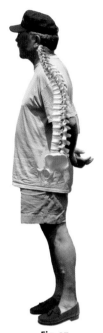

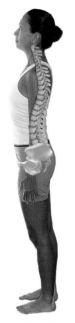

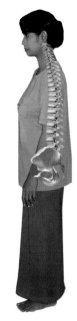

| Fig. 27 | Fig. 28 | Fig. 29 |

La pelvis y la zona sacra de este hombre están inclinadas hacia atrás, mientras que la parte superior de la columna está inclinada hacia delante. Esta postura es la típica manera de estar de pie de muchos de nosotros, y está escrito que genera dolores de espalda. El acortamiento de la columna se va acrecentando con la edad. Lo más probable es que este hombre esté acostumbrado a soportar diversos achaques.

Cuando los huesos de las piernas no están bien alineados, como en esta fotografía, muy a menudo tenderemos a compensar la tendencia a plegarnos echándonos hacia atrás. El esfuerzo muscular que se requiere para hacer eso es tremendo y origina un considerable arqueo de la zona inferior de la espalda. Solemos creer que la columna tiene tres curvas muy pronunciadas, como las que se ven aquí, pero en realidad las curvas de la columna son mucho más suaves que éstas.

Esta mujer necesita muy poco esfuerzo muscular para estar de pie, pues sus bien alineados huesos le proporcionan la mayor parte del apoyo que necesita. Sus músculos desempeñan un papel de soporte relativamente relajado. Como se ha descrito en ejemplos anteriores, sus órganos vitales, vasos sanguíneos y vías neuronales están posicionados de la mejor manera posible para realizar una función saludable y eficaz.

 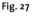

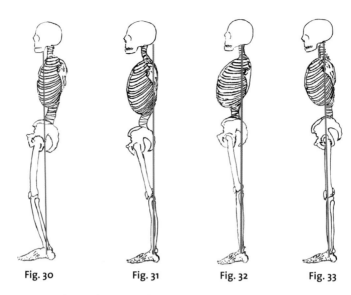

| Fig. 30 | Fig. 31 | Fig. 32 | Fig. 33 |

Si no tiene un adecuado apoyo desde abajo, la cabeza presiona el esqueleto, agravando así el derrumbamiento de la columna. Si bien el esqueleto del medio parece estar más recto, la caja torácica está echada hacia delante, lo que hace que la columna se curve. Ésta es la postura «pecho fuera, hombros atrás, abdominales firmes, rabadilla remetida» para permanecer erguidos. Puede que sea normal en nuestra cultura, pero no es natural. Las personas que aprenden a estar erguidas con los huesos bien alineados, como muestra el esqueleto de la derecha, suelen aliviarse casi instantáneamente de las tensiones o dolores que han estado soportando durante largo tiempo.

> *Puesto que un esqueleto no podría nunca aguantarse si no contara con el apoyo de diversos músculos y tejidos blandos, resulta obvio cuál de los esqueletos de la ilustración podría mantenerse firme.*

Ya hemos visto con qué facilidad una persona relativamente pequeña puede acarrear pesos en la cabeza si las vértebras están naturalmente alineadas. Esto también se relaciona con la fuerza y la contrafuerza que hacen que un pájaro pueda volar. Cuando un pájaro bate las alas, haciendo que el aire baje, la resistencia de éste empuja las alas. Si uno desea saltar bien alto, primero tiene que bajar. Las personas con la columna alineada de modo natural pueden sentir una fuerza ascendente por la columna que contrarresta el peso que carga.

La fuerza y la contrafuerza son naturales en un cuerpo con una buena condición física. Es notorio que la mujer de la fotografía no está forcejeando con el peso de las piedras que soporta. Si resistiera todo ese peso con el esfuerzo muscular, se vería afectada por el desequilibrio de las fuerzas inherentes en ella: sus fuerzas internas y externas no estarían equiparadas y se vería impelida a mantener una lucha tremenda. Por el contrario, esta mujer puede mantenerse erguida repartiendo el peso en los huesos y encajándolo bien con una fuerza ascendente a través de la columna vertebral.

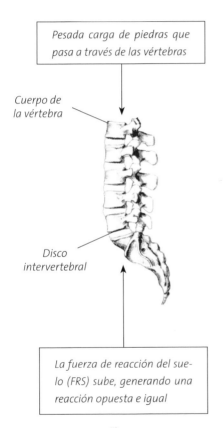

Pesada carga de piedras que pasa a través de las vértebras

Cuerpo de la vértebra

Disco intervertebral

La fuerza de reacción del suelo (FRS) sube, generando una reacción opuesta e igual

Fig. 34

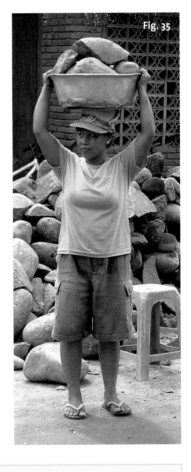

Fig. 35

Para cada acción hay una reacción opuesta e igual. La tercera ley de Newton del movimiento (ley de reacción) explica por qué las mujeres pequeñas pueden llevar cargas pesadas en la cabeza con relativa facilidad.

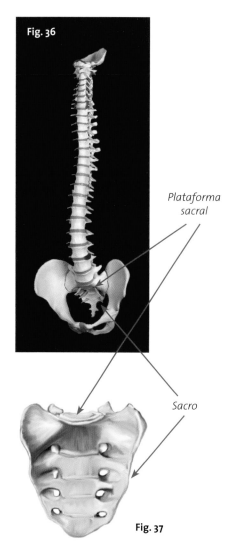

Fig. 36

Plataforma
sacral

Sacro

Fig. 37

La posición pélvica determina las curvas de la columna vertebral y que ésta quede alineada con el eje central. Ello se debe a que la última vértebra lumbar (L5) descansa sobre una plataforma sacra precisamente inclinada, la cual encaja en la parte posterior de la pelvis. La disposición columna-pelvis-sacro funciona conjuntamente como una unidad estable pero fluida, ya estemos sentados, erguidos o flexionados. Tal como esté la pelvis, estará la columna. En la segunda parte del libro esto se entenderá mejor cuando lo abordemos explorando el cuerpo.

No deja de ser un hecho curioso que la raíz de la palabra *sacrum* sea la misma que la raíz latina de la palabra *sagrado*. El sacro en griego es *hierón osteon,* que significa 'hueso sagrado', lo cual indica que siempre se le ha dado una gran importancia. Desde un punto de vista físico, el sacro hace las veces de enchufe en el que se insertan las dos caras de la pelvis, uniendo lo que está por encima con lo que está por debajo.

Según la tradición yóguica, la columna se considera el asiento de la consciencia. En ese contexto, el sacro viene a ser el «asiento del asiento» y el punto donde despierta la energía *kundalini* o *shakti* dormida. En tradiciones como la del *tantra,* en la que el sexo se considera sagrado, el sacro también tiene gran importancia, en parte debido a que es el emplazamiento de un plexo de nervios vitales. A medida que uno va aprendiendo las características de este hueso, puede llegar a descubrir por qué es tan significativo tanto en la cultura occidental como en la oriental.

Soportar fácilmente el peso sobre los hombros

Clavícula ←

Fig. 38

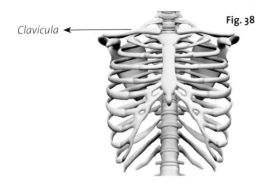

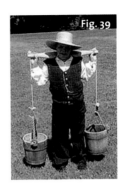

Fig. 39

La cintura escapular está formada por tres huesos: la escápula (omóplato), la clavícula y el húmero (hueso del miembro superior). Estos tres huesos funcionan conjuntamente de una manera ingeniosa que dota al hombro de una movilidad mayor a la de cualquier otra articulación del cuerpo.

La clavícula funciona en parte como un yugo, percibiendo la mayor parte de su fuerza, no de los músculos que la rodean, sino de un mecanismo de biotensegridad que distribuye la carga. Si los huesos del hombro se descuelgan de su percha en la parte superior de la caja torácica, todo el sistema se vuelve inestable y la carga cae sobre los músculos. Las siguientes fotografías a izquierda y derecha muestran las razones más comunes por las que muchas personas experimentan tensión crónica en los hombros.

Músculos trapecios

Hiperextendidos   *Relajados*   *Contracturados*

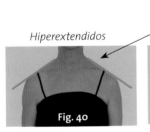

Fig. 40

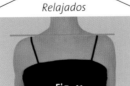

Fig. 41

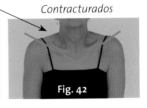

Fig. 42

Los hombros caídos deforman la cintura escapular, restringen la movilidad y cargan los músculos trapecios.

Cuando la clavícula está colocada en la posición del yugo, los hombros están nivelados y disponen de la máxima movilidad.

Los hombros elevados o echados hacia delante rompen el ángulo clavicular y estiran los músculos.

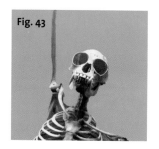

Fig. 43

Esta fotografía del esqueleto de un chimpancé muestra el mecanismo de la cintura escapular, que no difiere de la de los seres humanos. Esto no es sorprendente, pues los chimpancés y los humanos tenemos más de un 98% del ADN idéntico, y los bonobos parecen ser nuestros parientes más cercanos dentro del mundo animal.

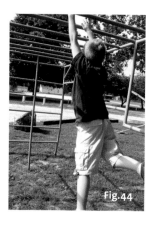

Fig. 44

Esto puede explicar por qué los niños disfrutan columpiándose en las barras de los juegos infantiles y balanceándose con una sola mano. Este balanceo es característico de los monos. Estas estructuras de barras de los juegos infantiles se denomina en inglés «barras de monos», pero deberían llamarse «barras de grandes simios», ya que los monos (con la posible excepción del mono araña) no se balancean de rama en rama, sino que son cuadrúpedos arbóreos que saltan y corren por las ramas.

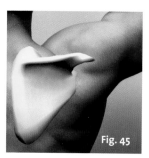

Fig. 45

Balancearse con facilidad de rama en rama requiere la movilidad de la escápula (omóplato). Es poco probable que los chimpancés lleguen a desarrollar los músculos escapulares más allá de su configuración natural, pues ello les acotaría el libre movimiento articular del hombro, como les ocurre a los humanos con unos brazos y hombros excesivamente musculados.

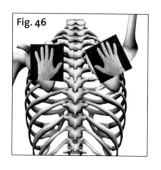

Fig. 46

Los hombros de la fotografía de la izquierda tienen una movilidad muy restringida. Los músculos que rodean estos hombros están muy desarrollados y se consideran fuertes, capaces de llevar a cabo ciertas tareas, como levantar pesas de determinada manera. Pero para levantar peso de un modo natural, los músculos muy voluminosos son un impedimento.

Conexiones blandas

Los músculos esqueléticos son importantes por muchas razones. En primer lugar y ante todo, transforman la energía en movimiento. Cualquier cosa que conciba el cerebro se expresa en movilidad muscular. Hablar, escribir, pintar, bailar, correr, escalar, fruncir el ceño, sonreír. Sin los músculos no podríamos movernos o expresarnos por nosotros mismos.

En segundo lugar, los músculos desempeñan un papel de actor de reparto en el organismo humano. La elasticidad natural de las fibras musculares es parte de la envoltura que nos rodea, junto a los ligamentos, el tejido facial, los órganos y la piel. Todo ello desempeña una parte importante en relación con el conjunto global.

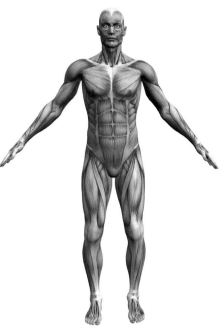

Fig. 47

Lamentablemente, a los músculos esqueléticos con frecuencia se les exige realizar unas tareas para las que no han sido diseñados. Los músculos funcionan mejor cuando son naturalmente elásticos y tienen la misma tonicidad que los músculos con los que están emparejados. Si sus acciones no son iguales y equilibradas, lado con lado, delante y detrás, finalmente acaban manifestándolo en el dolor que sentimos.

En nuestra cultura, un error lamentablemente extendido es creer que los músculos tienen que estar fuertes para sostenernos. En realidad, se trata de lo contrario. Los huesos tienen que estar alineados para que los músculos estén relajados. Como hemos visto, un músculo sano es un músculo ágil y elástico cuando está en reposo. Los músculos desarrollados son por lo general un cúmulo de tensiones que nunca se relajan por completo.

Estas imágenes laterales muestran cómo las fibras musculares se acortan o se distienden cuando los huesos están desplazados en relación al eje central.

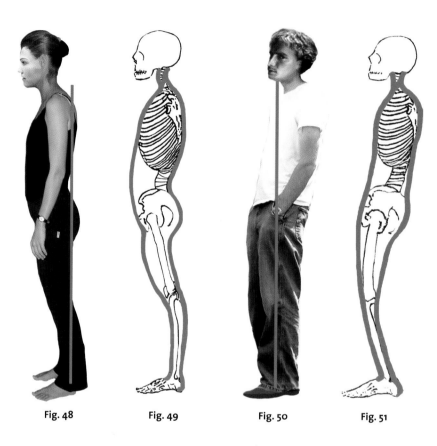

| Fig. 48 | Fig. 49 | Fig. 50 | Fig. 51 |

La posición de los huesos de esta joven hace que los músculos de la parte inferior de su espalda, cuello y parte posterior de los muslos estén tensos; la parte delantera de éstos, excesivamente desarrollados; y los de la parte frontal del torso, contraídos. Aprendiendo a alinear los huesos con el eje central, puede gradualmente devolver a los músculos su elasticidad y extensión natural.

Unos músculos elásticos no son lo mismo que unos flácidos y débiles. Los músculos de estas piernas apenas pueden mantener el cuerpo erguido o caminando. Debido a la pronunciada inclinación de la pelvis hacia atrás, no existe un adecuado apoyo de la columna, la caja torácica o la cabeza, dando la sensación de que todos los músculos están desplomados hacia abajo, tensos y derrumbados.

La figura de la izquierda parece ser la típica representación del ideal de mujer bien erguida, atlética, fuerte, que se entrena, hace deporte o practica yoga. Esta imagen es muy común en las revistas, en las tablas de ejercicios y en algunos vídeos de yoga.

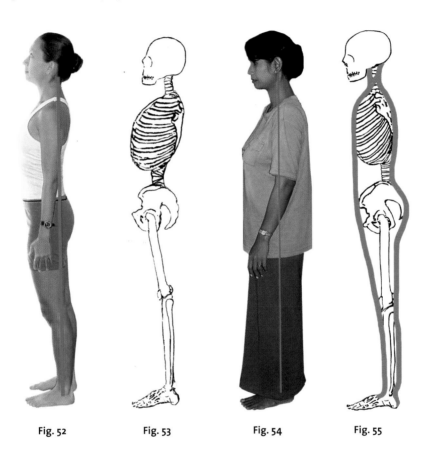

| Fig. 52 | Fig. 53 | Fig. 54 | Fig. 55 |

En esta postura, el pecho está levantado, y la barbilla y la cabeza, echadas hacia atrás, lo cual origina una gran tirantez muscular en el cuello y a lo largo de la columna vertebral. Se trata de una postura rígida que crea mucha tensión en el cuerpo, y ello provoca una distensión.

Cuando los huesos están alineados con el eje central, como se ve en la imagen de la derecha, se da una simetría clara en la disposición de los músculos, magníficamente tonificados, óptimamente elásticos y extendidos de modo uniforme. En estos músculos hay muy poca tensión y, por tanto, no hay dolor.

Un sitio para cada cosa y cada cosa en su sitio

Quizás no es necesario guardar cada cosa en su sitio en todo momento, pero en cuanto a las funciones internas del cuerpo humano se refiere, tal como se muestra en la ilustración, está claro que los diferentes órganos están diseñados para encajar en un determinado sitio y de un modo organizado, algo así como las piezas de un puzle tridimensional.

Nuestro cuerpo mantiene unas intrincadas relaciones entre muchos de sus sistemas: el respiratorio, el circulatorio, el endocrino y digestivo, sólo por nombrar unos cuantos. Resulta fácil olvidarse de todo cuanto está en funcionamiento en nuestro interior, sin tener que pensar siquiera en ello, ya estemos despiertos o dormidos.

El hecho de que esos sistemas funcionen por su cuenta no significa que la alineación del cuerpo no repercuta en su funcionamiento normal y sano. ¿Cómo va a realizar bien el hígado su trabajo de desintoxicar la sangre si la caja torácica está colocada de tal manera que lo aprisiona permanentemente? ¿Cómo se van a desplazar bien las heces a través de las laberínticas galerías del colon si unos músculos abdominales excesivamente duros ejercen una constante presión sobre ellas?

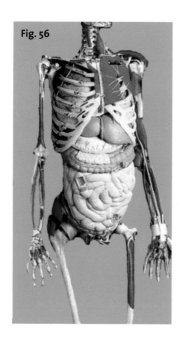

Fig. 56

Lo razonable es que el esqueleto esté alineado de manera óptima a fin de que los órganos internos puedan ejercitar su función de una manera eficaz.

Mando central

El sistema nervioso está conectado a todos y cada uno de los tejidos orgánicos y a las células del cuerpo. Controla y coordina todas las funciones corporales, ya sean digestivas, respiratorias o circulatorias, se encarguen de los movimientos musculares o de cómo nos relacionamos con el mundo a través de los sentidos.

Además de proporcionar un soporte estructural, la espina dorsal protege la médula en el interior del canal espinal. La médula reúne los estímulos del entorno circundante y los transmite al cerebro. Desde el cerebro llegan las instrucciones a cada una de las partes del organismo por medio de impulsos eléctricos que viajan a lo largo de la médula espinal y se subdividen en incontables fibras nerviosas que se extienden a cada rincón del cuerpo. Cuando las vértebras están debidamente colocadas, los impulsos se transmiten sin obstáculo alguno.

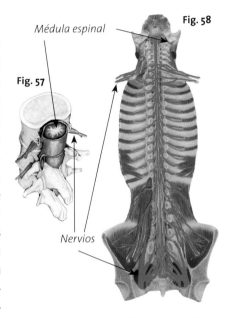

Médula espinal

Fig. 58

Fig. 57

Nervios

Es, pues, lógico que cualquier interferencia en el fluido normal de los impulsos nerviosos, incluida una distorsión constante de la médula espinal, afecte a cualquier zona del cuerpo, originando de resultas dolor, debilidad y problemas en los diferentes órganos y sistemas.

La médula espinal es flexible y puede doblarse al mismo tiempo que la columna. «Base de operaciones» del sistema nervioso, al igual que otros sistemas corporales, la médula se ubica en el interior de un centro simétrico en el que todo está situado en una interrelación total para lograr un eficaz funcionamiento.

Lucha o huida, o simplemente relax

Independiente del sistema nervioso central, se halla el sistema nervioso autonómico o vegetativo, el cual se divide funcionalmente en sistema simpático y sistema parasimpático. El sistema nervioso simpático prepara nuestro organismo para tratar las urgencias, mientras que el sistema nervioso parasimpático es el vehículo del cuerpo para poder relajarse, recuperarse y renovarse. En un cuerpo sano y equilibrado, ambos sistemas trabajan juntos para mantener la homeostasis, el estado de equilibrio del organismo.

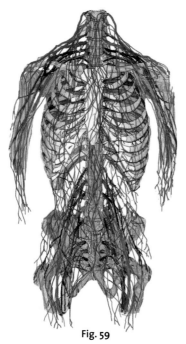

Fig. 59

Cuando nos enfrentamos a algún tipo de amenaza, ya sea real o imaginaria, el ritmo cardíaco aumenta, la presión arterial sube, las pupilas se dilatan, la digestión se detiene y la sangre se desvía de la piel y las vísceras a los músculos para que éstos estén listos para la acción. Si la amenaza es real, esos detalles nos ayudan a responder adecuadamente. Una vez que hemos solucionado la urgencia, el sistema simpático se calma y la respuesta de relajación surge de nuevo. Éste es el mecanismo de supervivencia que ha formado parte de la especie humana desde aquellos primeros días en los que nuestros ancestros tenían tal vez que escapar del acecho de un tigre dientes de sable.

En la vida moderna, cualquier tipo de situación —dificultades económicas, problemas de tráfico, estrés en el trabajo, problemas de pareja—, puede contribuir a poner en marcha el sistema nervioso simpático. Cuando este sistema nervioso está «apagado», bajo de nivel de modo crónico, nos metemos en un gran problema. Si es ése el caso, desaprovechamos por completo las características rejuvenecedoras del sistema nervioso parasimpático, esenciales para nuestra salud.

La simetría de la alineación es importante para la libre transmisión de mensajes e impulsos eléctricos a través de los canales neuronales del cuerpo.

El sistema nervioso parasimpático es nuestro estado natural de reposo, caracterizado por latidos lentos, una presión arterial más baja, un mayor flujo sanguíneo a la piel y a otros órganos, además de una mejoría en la digestión y en la absorción de nutrientes. Se trata de un estado revitalizante en el que se produce creatividad y en el que nos sentimos seguros, cómodos y relajados. La puesta en marcha del sistema parasimpático facilita la salud y contribuye al buen funcionamiento de todos los organismos del cuerpo. En situaciones normales, a menos que nos enfrentemos a una amenaza clara, no hay necesidad de que domine el sistema simpático.

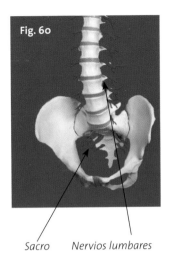

Fig. 60

Sacro   Nervios lumbares

Se ha investigado muy poco la alineación estructural de la espina dorsal y la médula y su compromiso con el sistema nervioso autónomo (ANS, según sus siglas en inglés). Puesto que la médula ósea sirve de canal de las vías neuronales e inicia la puesta en marcha de los sistemas nerviosos simpático y parasimpático, es razonable pensar que la distorsión de la columna, bien por una hiperextensión o una contractura, afecte a la transmisión de señales a través de la médula ósea y los nervios ANS. Es muy posible, pues, que la desalineación crónica del esqueleto, ya sea por una u otra causa, a largo plazo, evite el estado natural de reposo que aporta el sistema nervioso parasimpático para funcionar de manera óptima. Se trata de un proceso complejo que pide a voces ser investigado. Las posibles consecuencias de esa desalineación son innumerables, sobre todo si se tiene en cuenta la relación entre la respuesta de relajación y el buen funcionamiento de todos los otros sistemas del cuerpo humano.

El hecho de que no se haya investigado la relación que existe entre la alineación natural y la función del sistema nervioso autónomo constituye un flagrante error en el campo de la medicina. Se trata, sin embargo, de un error comprensible, dado que hasta ahora el concepto de una alineación postural natural era totalmente erróneo.

Poner las partes dentro del todo

Si revisamos estas cuatro figuras, podemos ahora ver con claridad que a sólo una de ellas la mantiene un esqueleto fuerte y estable, con los huesos correctamente alineados.

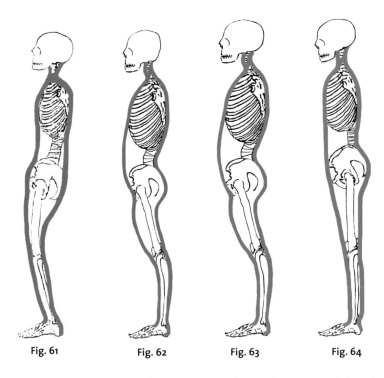

| Fig. 61 | Fig. 62 | Fig. 63 | Fig. 64 |

La primera figura de la derecha tiene una columna bien extendida, y las articulaciones están equilibradas, no comprimidas ni estresadas. Esta persona disfruta de las ventajas de tener los músculos relajados, flexibles, sin presiones acumuladas y con unos órganos vitales que no están apretujados o aprisionados. De las cuatro, ésta es la única persona que a buen seguro disfruta de los beneficios de la respuesta de relajación que el sistema nervioso aporta, en vez de tener la respuesta de lucha o huida activada en cada momento. Si no nos queda patente la relación entre la alineación ósea con el sistema nervioso, sólo tenemos que elevar el pecho hacia delante y esconder el vientre para experimentar como ese aumento de la tensión muscular se relaciona con la respiración. Sin una respiración natural y libre, la respuesta de relajación no aparece. El siguiente capítulo analiza en detalle esta idea.

Capítulo cinco

La tres ruedas de la alineación.
¿Cómo giran y giran y giran?

El concepto de las *tres ruedas de la alineación* proporciona un mapa visual claro que muestra una estructura en la que los huesos básicos del cuerpo se relacionan entre sí.

El cráneo, la caja torácica y la pelvis comparten una redondez básica en su forma. Otra característica común es que están los tres unidos por la columna vertebral; la estructura nace en la base sacra, en la pelvis, sujeta la caja torácica por atrás y llega hasta el punto del eje donde el cráneo descansa delicadamente sobre la vértebra superior. Si reducimos los 206 huesos de un esqueleto a sus partes prioritarias, podemos decir que la estructura resultante está formada por tres ruedas, una columna, dos brazos y dos piernas.

Superponiendo las tres formas redondeadas en un esqueleto naturalmente alineado, el resultado es un modelo semejante al de la figura de la derecha. Dándole una forma oval podemos descifrar más fácilmente las

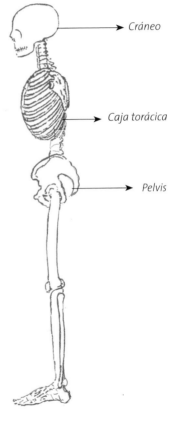

Cráneo

Caja torácica

Pelvis

Fig. 1

direcciones en las que posiblemente se muevan relacionándose entre sí. En una postura alineada, como la que aquí se muestra, vemos que las tres giran ligeramente hacia delante.

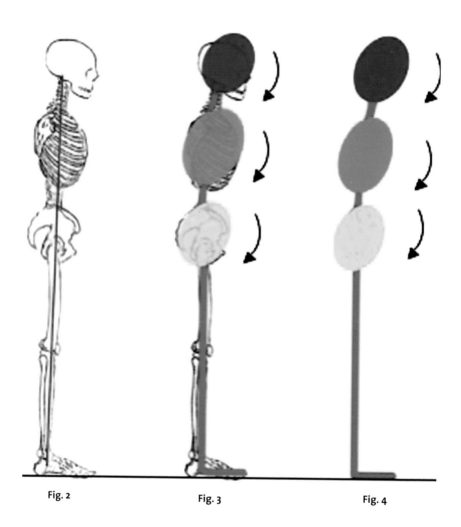

Fig. 2   Fig. 3   Fig. 4

Este modelo de «ruedas» de alineación con un movimiento hacia delante es muy útil para aprender a efectuar un cambio en el cuerpo. El visualizar las ruedas y el modo en que giran será de ayuda para guiar las respuestas somáticas que permitirán seguir los pasos necesarios para que los huesos vuelvan al eje central.

  Kathleen Porter

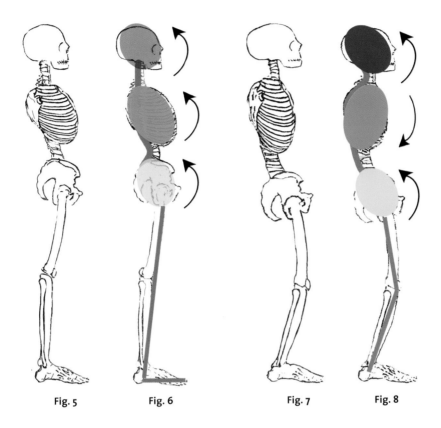

| Fig. 5 | Fig. 6 | Fig. 7 | Fig. 8 |

Superponiendo las tres ruedas sobre el esqueleto elevado e hiperextendido de la izquierda, vemos que las tres ruedas giran hacia atrás. Como hemos visto en capítulos anteriores, ello hace que las piernas salgan del ángulo perpendicular de apoyo y causa una tirantez forzada en muchos músculos así como un acortamiento de la columna.

Quienes adoptan esta postura, cualquiera que sea el grado de giro hacia atrás de las ruedas, pueden aprender a realinear los huesos con el eje central girando las ruedas de modo consciente en la otra dirección.

En la postura claramente desplomada de esta figura cada una de las tres ruedas se mueve en un sentido; mientras las ruedas de la cabeza y la pelvis giran hacia atrás, la rueda de la caja torácica gira hacia delante. Debido al peso que las ruedas ejercen sobre la columna, ésta queda comprimida y fuera de la línea central.

La inclinación hacia delante de la caja torácica sobre una pelvis que rota hacia atrás con frecuencia hace que las piernas se doblen a causa del estrés del peso desplazado sobre ellas.

Estas tres figuras en hilera muestran tres formas de estar de pie. Existen otras muchas combinaciones, ángulos de inclinación y sentido de las ruedas y posturas de las piernas. Cuanto más las ruedas giratorias alinean el esqueleto sobre el eje central, tantas más posibilidades tiene el cuerpo de adoptar sus características naturales e innatas: estar alineado, relajado, fuerte, flexible y equilibrado.

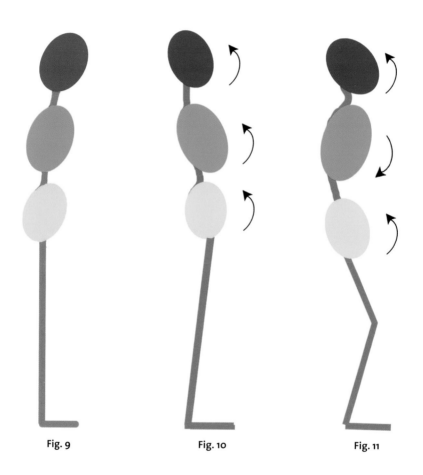

Fig. 9   **Fig. 10**   **Fig. 11**

No importa cómo se tengan colocados los huesos en este preciso momento, la fórmula básica para recuperar lo natural es la misma para casi todo el mundo. Si bien son los músculos los encargados de los huesos, no es necesario darles instrucciones conscientes; para empezar, lo que hay que hacer es aprender a colocar las tres ruedas en la posición más natural entre ellas.

Girar la rueda pélvica

Los músculos responden a las órdenes del cerebro sin instrucciones conscientes. Lamentablemente, cuando la pelvis lleva muchos años colocada en un ángulo forzado, los músculos se han reacondicionado y funcionan de manera forzada también, limitando su repertorio de movimientos. Por esa razón es especialmente útil iniciar cualquier cambio centrándose en los huesos. El dirigir conscientemente los huesos a una posición más natural en relación con los otros huesos ofrece a

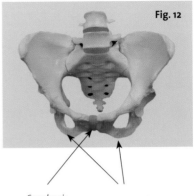

Fig. 12

Symhysis
del pubis

Huesos de asiento

los músculos la posibilidad de ir cambiando gradualmente de hábitos y desarrollar nuevas opciones que pueden ser, además de más eficaces, más útiles.

La imagen de la pelvis como un cuenco se utiliza con frecuencia para describir sus posibles movimientos. *Pelvis* significa 'cuenco' en latín, pero, aunque tiene un obvio parecido, esa imagen puede inducir a error.

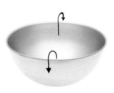

Fig. 13

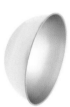

Fig. 14

Es más práctico representar una pelvis natural y neutral como un cuenco inclinado sobre un lado. El bol de la ilustración nos sirve para indicar la manera en que los isquiones, los huesos sobre los que nos sentamos, se apoyan sobre una superficie al sentarnos y se dirigen directamente hacia abajo cuando nos ponemos de pie. Este bol representa también la forma oval de la rueda pélvica, además de mostrar el sentido en que gira la rueda cuando está bien alineada. En esta posición, la sínfisis púbica desciende por delante, y los isquiones quedan separados. Los vicios posturales a veces provocan que se arquee la parte baja de la espalda, lo cual puede corregirse bajando el pecho (es decir, girando la rueda de la caja torácica hacia delante).

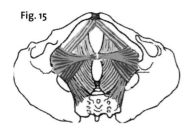

Fig. 15

El suelo pélvico merece especial atención, pues está muy relacionado con la tensión en cualquier otra parte del cuerpo. Tal vez cueste creer que el suelo de la pelvis debiera estar relajado la mayoría de las veces. En muchas tablas de ejercicios, por no mencionar los mensajes culturales, se ordena remeter la rabadilla y esconder el vientre. Esconder y meter. Esconder el rabo entre las patas es lo que hacen los perros cuando tienen miedo. Ciertamente, cuando escondemos la rabadilla como un perro, sentimos que el suelo pélvico se estrecha y contrae, las caderas se aprietan y la respiración se restringe. «Mueve el rabo» y todo cambia: el suelo pélvico se abre, la posición de la pelvis cambia y la respiración se hace más profunda (Esto sólo funciona si la caja torácica también se gira hacia delante.)

> *Debemos pensar en el suelo pélvico como en una serie de hamacas entrelazadas y colgadas de diversos puntos de la pelvis. Después, imaginaremos también lo que sucede cuando se aprieta y estira la configuración de esas fibras, empujando y desalineando su forma natural. Es como disponer una mesa con un bello mantel, porcelana china y cristal y después tirar de una punta del mantel y dejar todo mal colocado.*

Según parece, la tensión acumulada en los músculos del suelo de la pelvis desempeña un papel importante en algunos casos de mialgia del suelo pélvico, prostatitis, cistitis intersticial e incontinencia. Permitir que esos músculos sirvan de cinchas elásticas, con las fibras tonificadas pero sin tirantez, ayuda a que el suelo pélvico permanezca relajado. Los ejercicios pélvicos que hacen las mujeres (llamados ejercicios de Kegel) deben realizarse con la pelvis colocada siempre en una postura no forzada. Y los movimientos musculares deben limitarse al suelo pélvico, así no se fuerzan los músculos abdominales, no se empuja para arriba el pubis y no actúan los músculos en los muslos o las nalgas. Si se coloca una mano en el vientre y se tiene cuidado de no mover el pubis mientras se tensan los músculos del suelo pélvico, se aíslan los movimientos de esos músculos. Una vez realizado el ejercicio, es importante que el suelo pélvico vuelva a relajarse totalmente.

Kathleen Porter

Girar la rueda de la caja torácica

Relajar los músculos abdominales es esencial para que la rueda de la caja torácica se mueva independientemente de la pelvis. El cambio de posición de la caja torácica hace que, con frecuencia, también la pelvis se desplace; esto se debe a hábitos asumidos por los músculos abdominales y pélvicos, acostumbrados a adoptar posturas forzadas. No se trata de si uno puede o no mover la caja torácica separadamente de la pelvis, sino de recordar cómo hacerlo. Para ello, hay que aflojar la contracción de los músculos abdominales más superficiales que actúan de «pegamento» entre las costillas y la pelvis. Relajar la tensión del vientre libera esos hábitos y permite a los huesos moverse fácilmente entre sí.

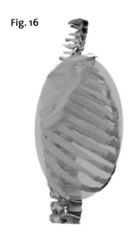

Fig. 16

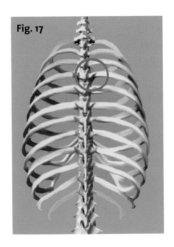

Fig. 17

La extensión óptima de la espina dorsal depende de que la caja torácica se halle suspendida en su posición natural transversal (véase la ilustración). Al esconder el vientre o levantar el pecho, la caja torácica no queda debidamente colgada, lo que ocasiona que muchos músculos se contraigan y la columna se acorte. Si se estabiliza la postura de la pelvis y después suavemente se contrae y se estira el vientre, podrá observarse la manera en que la tensión abdominal interfiere en la postura relajada y natural de la caja torácica.

Partiendo de una pelvis estable y fija, se puede asimismo descubrir cómo se alarga y acorta la columna cuando la caja torácica gira primero hacia un lado y luego hacia el otro. Lo veremos más detenidamente en la segunda parte.

Girar la rueda de la cabeza

La mayoría de las personas, cuando se les pregunta dónde se unen la cabeza y la columna, señalan la base del cráneo, en el occipucio. Sin embargo, si se les pide que mantengan en equilibrio una pelota y un palo, colocan el palo en el centro de la pelota, no a un lado. Ésa es la misma regla que se aplica para que la cabeza mantenga el equilibrio sobre la columna.

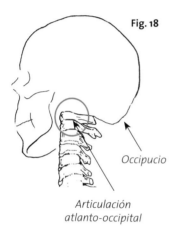

Fig. 18

Occipucio

Articulación atlanto-occipital

Si dibujamos una línea imaginaria desde la punta de la nariz que atraviese la cabeza hasta la parte de atrás y otra línea entre las orejas, el punto en que se cruzan esas dos líneas es el lugar donde el cráneo se apoya sobre la punta de la columna vertebral. Las dos primeras vértebras cervicales, atlas y axis, están ingeniosamente combinadas, como dos junturas bien lubricadas que permiten que la cabeza y el cuello se muevan con facilidad y de modo relajado.

El maxilar inferior (mandíbula) no forma parte del cráneo, se trata de un apéndice óseo y de los dientes inferiores que está sujeto por medio de una articulación delante de las orejas.

La cabeza de un adulto pesa entre cuatro y cinco kilos. Teniendo en cuenta que ese peso equivale al de una bola de bolos, queda claro que estamos preparados para poder llevar una carga pesada sobre la columna vertebral. Si intentamos cargar con una bola de bolos en brazos, enseguida notaremos el cansancio de los músculos; imaginemos lo mucho que tienen que trabajar los músculos del cuello para sujetar la cabeza si ésta no está debidamente colocada en la parte alta de la columna. Mucha gente encuentra gran alivio en la tensión que siente en cuello y hombros simplemente buscando la manera de que la cabeza repose debidamente sobre la columna.

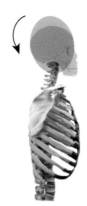
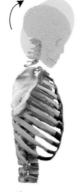

Fig. 19   **Fig. 20**

La cabeza puede llegar a ser una carga que uno tiene que acarrear todo el día. Cuando se lleva la barbilla hacia delante (figura izquierda) todo el peso recae en la parte de atrás del cráneo, lo que deja la cabeza aprisionada en la articulación atlanto-occipital. Esto hace que los músculos del cuello trabajen de manera forzada y se originen dolores de cabeza, tensión en cuello y hombros, y un acortamiento en la columna que determina el modo en que se envejece.

Observando la figura de la izquierda, podemos ver cómo girando hacia delante la rueda de la cabeza la columna se estira hacia arriba. Cuando el mentón baja hacia el pecho, el peso cambia y va hacia delante en la parte frontal del cráneo. Se trata éste de un concepto muy difícil de aceptar por la mayoría de las personas, pues estamos condicionados a la idea de que la cabeza debe estar echada hacia atrás. «La barbilla, arriba», nos han dicho desde pequeños, «hay que ir con la cabeza bien alta». Si se trata de una metáfora referida al modo en que hay que vivir la vida, este «tirar para delante» no es demasiado útil. Levantar el pecho y la barbilla no sólo causa tensión corporal sino que puede llegar a causar otro tipo de tensiones en la vida en general.

Es necesario practicar y tener paciencia para acostumbrarse a las nuevas sensaciones que conlleva dejar que la cabeza halle un buen equilibrio sobre la columna vertebral. Relajar el vientre ayuda a relajar el cuello, y ello ayuda a relajar la tensión de la articulación atlanto-occipital. En la segunda parte del libro se dan instrucciones específicas para encontrar una postura adecuada para la cabeza. Para muchas personas eso significa un gran alivio.

La base para comprender y luego aplicar el concepto de las *tres ruedas de alineación* radica en experimentar la fuerza de reacción del suelo. Esto sólo ocurre cuando los huesos están bien colocados entre sí. Sólo en ese caso uno puede estar seguro de que rindiéndose a cualquier tensión innecesaria no se vendrá abajo. La posibilidad de estar erguido y en buena forma estriba en lo más profundo del ser físico: en la propia estructura ósea; sabiendo esto, uno puede estar seguro de que se va a librar de cualquier tensión.

Esto puede ser un gran reto para la inmensa mayoría, especialmente cuando toda la vida nos han ido diciendo que nuestro centro de gravedad está situado en la parte superior del cuerpo. Igual que un saco inflable de boxeo con el fondo relleno de arena, podemos también recuperarnos si cambiamos el centro de gravedad a la pelvis y dejamos que nuestro apoyo nazca de abajo. Sin ese apoyo, estamos destinados a trabajar cada minuto para estar bien ensamblados y mantenernos erguidos con un sinfín de tensiones.

Dormirse al final del día significa confiarse y abandonarse. «Caemos» dormidos cuando la tensión y el estado de vigilia desaparecen. Al despertarnos, practicamos mentalmente un estado de alerta y de consciencia mientras todavía experimentamos gran parte de la distensión que se da durante las horas de sueño. Si el esqueleto tiene el apoyo que necesitamos, no hay razón para utilizar una excesiva tensión, tan sólo la elasticidad natural de los músculos de apoyo y la tensión que se requiere para mover los huesos. El apoyo del cuerpo no lo da el ejercicio físico para desarrollar la musculatura, sino que simplemente se consigue dejando que los músculos de apoyo estén elásticos de manera natural. Cuanto más y mejor alineados estemos con el eje central, más y mejor se colocará todo lo demás. El cambio no se da de la noche al día, se trata de un proceso gradual en el que se aprende a colocar hacia delante las *tres ruedas de la alineación.* Ser conscientes y constantes, al sentarnos, inclinarnos y al estar de pie, nos ayudará a integrar las tres partes en una sola.

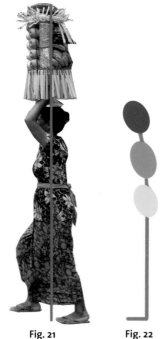

Fig. 21   **Fig. 22**

Kathleen Porter

Capítulo seis

Respirar vida.
Mucho más que sobrevivir

¿Qué nos hace ser más que un simple objeto físico, que una piedra? ¿El simple hecho de respirar oxígeno es lo que da energía a nuestro cuerpo y nos mantiene vivos? Desde una perspectiva puramente mecanicista, eso es lo que sucede. El oxígeno inhalado entra en los pulmones y los hematíes lo conducen hasta los tejidos. Nuestro cuerpo precisa oxígeno para metabolizar la glucosa, la cual proporciona energía a las células. En la exhalación se elimina anhídrido carbónico. En tanto dura este proceso, se dice que estamos vivos.

Las personas que se sienten realmente vivas, reconocen la delicada energía que transporta la respiración, la fuerza vital que anima a todos los seres vivos. En China esa energía se llama *qi* o *chi;* en Japón, *ki;* los yoguis dicen *prana* cuando se refieren a ella; los hawaianos la llaman *mana*. En todas las antiguas tradiciones, la respiración era sinónimo de vida, de alma, del indescriptible poder del universo.

La respiración está intrínsecamente conectada con el movimiento. Aporta movimiento a nuestros músculos, corazón, pulmones, caja torácica, columna vertebral y también a cada una de las células que se nutren de ella. En la segunda parte del libro estudiaremos la respiración de un modo personal, experimental; sin embargo, antes de ello examinaremos el mecanismo físico de la respiración y cómo el movimiento respiratorio, la relajación muscular y el sistema nervioso trabajan conjuntamente en un proceso que equilibra y rentabiliza la «energía vital» que satisface nuestras necesidades básicas.

> *La energía vital es la potencia que mueve el viento y las nubes, hace cantar a los pájaros y nacer de una semilla seca un verde y tierno brote. En cada respiración, todos nosotros nos conectamos con esa fuerza.*

Sólo hay una manera de respirar: naturalmente

Existen incontables maneras de respirar: de modo profundo, superficial, fluido, desigual, enérgico, sosegado, fuerte, libre, tenso. Hay incontables ejercicios de respiración y técnicas que se pueden practicar, pero sólo una funciona óptimamente cuando estamos relajados: una que no requiere control, manipulaciones ni interferencias de ningún tipo. Lo único que se necesita para respirar natural y libremente es crear las condiciones para que tenga lugar esa respiración, es decir, estar alineados y relajados; y después sólo tenemos que observar como la respiración surge tranquilamente. Para mucha gente es más fácil decirlo que hacerlo. En la segunda parte se incluyen unas directrices para reaprender a respirar libremente.

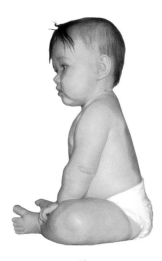

Fig. 1

Una vez más, los bebés y los niños serán los maestros. Ello se debe a que sus patrones de comportamiento no se han visto afectados por el estrés acumulado, ya sea físico, emocional o mental, que crea una forma restrictiva de respirar. Los bebés nacen sabiendo cómo respirar. Al poco de nacer, el diafragma de un bebé, junto a otros músculos respiratorios, ya funciona de un modo relajado y flexible y conduce el oxígeno a los pulmones. Si observamos la respiración de un bebé, veremos que el abdomen se eleva suavemente en la inhalación y después desciende lentamente en la exhalación.

El modo de respirar de un bebé es suave, natural y libre. Sólo cuando algo le angustia, su sistema nervioso simpático se pone en marcha junto a las tensiones que suelen acompañarlo e interfieren en la respiración. Tan pronto como el bebé se tranquiliza, vuelve a tener una respiración sosegada y natural. Si no lo hiciera, y los momentos de angustia devinieran crónicos, empezaría a adquirir unos patrones respiratorios insanos, incluso a una edad tan temprana.

Otro error muy común es que una respiración saludable y eficaz significa respirar profundamente. Si bien el oxígeno es vital para los seres humanos, la entrada demasiado rápida de oxígeno en el organismo puede en realidad llegar a disminuir la cantidad de oxígeno disponible para el cerebro, los diferentes órganos y los músculos. Ello se debe a una fisura en el mecanismo de la respiración, el llamado «efecto Bohr», el cual intenta equilibrar el nivel de anhídrido carbónico en la sangre. Muchos libros de texto destacan cómo intervienen en la salud la falta de oxígeno y la acumulación de anhídrido carbónico, pero no siempre es ése el caso. El síndrome de la hiperventilación es algo que no se tiene en cuenta, pero que puede estar vinculado a diversas enfermedades, ya sea como factor contribuyente o causa. Una alineación ósea antinatural provoca una respiración torácica a causa de la presión que ejerce el esqueleto sobre el diafragma, y en algunos casos puede inducir a la hipoxia, o falta de oxígeno, en órganos vitales y en los tejidos. Hoy día la investigación clínica está empezando a demostrar lo que otras medicinas tradicionales ya conocían respecto a la curación de diversas dolencias basándose en algo tan simple y básico como la manera de respirar. Se trata éste de otro campo que también demanda una mayor investigación.

El diafragma es un músculo alargado, en forma de bóveda que limita la cavidad torácica, en la cual residen el corazón y los pulmones, y la cavidad abdominal, en la que se encuentran todos los órganos del sistema digestivo. Este músculo debe moverse libremente a fin de que la respiración sea natural. Si el diafragma pierde su elasticidad a causa de una respiración torácica forzada y de una alineación ósea errónea, el flujo del oxígeno y también de energía –que son tan necesarios para vivir cómodamente y sin dolor– se bloquea. Comparando las fibras musculares del diafragma con las fibras entrelazadas de un mantel, imaginemos qué sucede con los servicios de la mesa cuando se estira de un lado el mantel. Lo mismo ocurre con el diafragma cuando nuestra estructura ósea se tuerce y se separa de su alineación natural.

La respiración torácica da lugar a que los músculos abdominales (y el diafragma) funcionen de un modo diametralmente opuesto –hacia atrás– al que deben seguir. Este funcionamiento inverso acorta la columna en cada inhalación, imprimiendo en el cuerpo unos patrones musculares rígidos, y prácticamente asegurando que el sistema nervioso simpático esté siempre en funcionamiento. Respirar desde el pecho no permite que entre tanto aire en los pulmones como si se respira desde el abdomen. El tremendo movimiento de músculos que nunca han estado concebidos para ser utilizados para esto hace que pensemos de modo distinto. Para compensar esa respiración más superficial, nuestro ritmo respiratorio tiene que incrementarse, lo que da lugar a unos soplidos más rápidos, incluso más superficiales, y se ve forzado por la tensión del diafragma. Se trata de un método infalible para desconectar la respuesta de lucha o huida.

Fig. 2

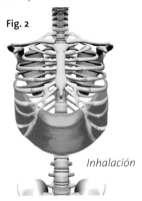

Inhalación

Fig. 3

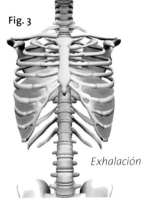

Exhalación

En la inhalación el diafragma se aplana hacia abajo y hacia fuera a la vez que se contrae en la cavidad abdominal. Se crea un vacío en los pulmones, de modo que el aire se ve impelido al interior, algo así como la acción de un pistón en un motor. Esta acción masajea los órganos digestivos, presionándolos y exprimiéndolos suavemente a cada inhalación y ayudándolos a funcionar de manera eficaz. Cuando nos acostumbramos a respirar con la parte superior del pecho y no con la parte baja del abdomen, los órganos echan en falta ese masaje tan necesario. La respiración diafragmática está vinculada al sistema nervioso parasimpático y envía una señal de que todo está bien y podemos descansar en calma.

En la exhalación el diafragma se relaja y adopta su forma abovedada. El sentarnos o permanecer de pie así como levantar rítmicamente el pecho y la caja torácica afectan al diafragma, tensando las fibras musculares y juntándolas y empastándolas con la tensión. Esto hace que se restringa el movimiento natural del diafragma y que el sistema nervioso simpático perciba que algo va mal. Se trata de otra evidencia más de que la alineación natural tiene un gran efecto en nuestra salud y bienestar general.

Es imposible estudiar un gran sistema orgánico, como es el caso del aparato respiratorio, aisladamente. El cuerpo es algo así como una gran orquesta sinfónica con un número casi infinito de instrumentos, todos ellos interconectados y contribuyendo a la música que origina. En cuanto al cuerpo se refiere, ninguno de sus sistemas funciona nunca solo. Cada sistema depende de otro y se ve afectado por otro. El sistema nervioso autónomo, encargado de mantener un estado de equilibrio y homeostasis en todos los sistemas y funciones corporales, depende de la calidad de la respiración y de la tensión muscular. De igual manera, las señales provenientes del sistema nervioso desencadenan una respuesta en los músculos y en el sistema respiratorio.

No hay músculos más vitales en el intercambio neuromuscular que aquellos que están localizados en el abdomen, zona donde se halla el centro de gravedad del cuerpo: las vísceras, el centro, nuestras «tripas». Entre esos músculos están el diafragma, el *rectus abdominis*, el *transversus abdominis* y el psoas. El grupo que forman estos cuatro músculos ayuda a determinar si los sistemas simpático y parasimpático están a cargo de la situación en un momento determinado. La alineación de los huesos determina si esos músculos están en condiciones de relajarse o no.

La fuerza básica abdominal es la consecuencia de vivir de una manera alineada y natural. Fortalecer los músculos abdominales artificialmente disminuye la distancia entre el *pubic symphysis* y el esternón, lo que lleva a la contracción y el acortamiento de la columna. Puesto que ello conlleva una restricción del diafragma, finalmente queda afectada toda nuestra salud y también el modo en que envejecemos.

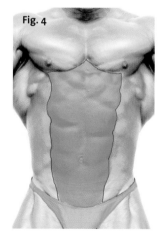

Fig. 4

Nuestra obsesión cultural por tener unos abdominales marcados lleva a que el diafragma se empaste y origina estrés en todo el sistema. La respuesta de lucha o huida del sistema simpático adopta una disfunción lenta en estado crónico. Lo más probable es que ni siquiera nos demos cuenta de lo que sucede, pues nuestro estado habitual de tensión ha pasado a ser normal y ya no sabemos cómo se siente uno cuando está completa y naturalmente relajado.

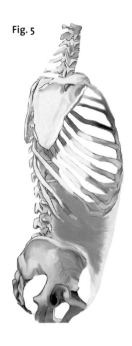

Fig. 5

Se suele creer que los músculos abdominales están situados en la parte frontal del cuerpo. En realidad, las capas musculares más profundas de los abdominales, el *transversus abdominis*, envuelven la parte inferior del torso de forma parecida a un corsé, lo que ayuda a estabilizar nuestra estructura ósea. Son muchos los músculos que mueven los huesos, pero el «transabdominal» es un soporte muscular que está de natural elástico y tonificado simplemente en virtud de llevar a cabo su importante papel.

Sin embargo, este músculo es incapaz de actuar si el *rectus abdominis*, el músculo abdominal más superficial que se extiende verticalmente por delante del abdomen, está demasiado contraído. Los ejercicios pensados para reafirmar los abdominales y aplanar el vientre tan sólo sirven para agravar el problema, causando un acortamiento crónico en la columna vertebral. Con el tiempo, los problemas que causa un excesivo desarrollo del músculo recto pueden ser graves. Es un concepto difícil de aceptar, se contradice con casi todo aquello en lo que actualmente creemos que es la salud y la buena forma física.

El estiramiento del músculo *rectus abdominis* hace que el *pubic symphysis* se desplace hacia arriba, lo que causa que la pelvis quede hacia abajo. Esto pasa cuando «metemos y encogemos» los músculos. Cuando los huesos de las nalgas —los isquiones— se ven empujados hacia las corvas, los ligamentos de éstas se acortan, lo que hace que la pelvis se incline hacia atrás y ello evita que la plataforma sacral tenga el ángulo necesario para soportar la espina dorsal. A menudo contrarrestamos el consiguiente desmoronamiento de la columna levantando el pecho, tensando el torso y el cuello y estresando así el sistema nervioso.

> *El secreto de un porte natural, recto, es que los músculos abdominales estén relajados y flexibles y dejar que los huesos se alineen fácilmente. La tensión de los músculos abdominales proviene con frecuencia de la manera de sentarnos, estar de pie e inclinarnos, y origina que la espina dorsal se comprima y se tuerza. Ésta es la principal causa por la que disminuimos de tamaño cuando envejecemos.*

Tal como esté el psoas, así estará la pelvis

Hay muchas personas que no conocen uno de los músculos más importantes del cuerpo: el psoas. Situado en el interior del torso, tras los órganos abdominales, el psoas une el tronco a las piernas, pasa por delante de la pelvis y de la articulación de la cadera y se une a la parte interna del fémur. Este músculo desempeña un papel determinante a la hora de mantener una postura erguida natural y de determinar la postura de la pelvis.

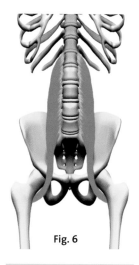

Fig. 6

Cuando el esqueleto está alineado, el psoas está suelto y elástico y actúa como flexor de la cadera, cable tensor, estabilizador de la pelvis y como hamaca de los órganos abdominales. Si desaparece el apoyo óseo, el psoas se contrae y repliega, lo que ocasiona una profunda tensión en su núcleo central; dicha tensión puede traducirse en dolor de espalda y de cadera, así como en sentimientos de ansiedad y malestar emocional.

Aprender a sentir el propio psoas es el primer paso para poder liberarlo de tensiones. *Fuerza interna* no es sinónimo de *tensión interna*. La tensión cierra e impide la fluidez de movimientos, lo cual evita a su vez el apoyo dinámico de los huesos bien alineados y el libre movimiento de la energía, tan esencial para una vida saludable.

Existen pocos músculos que realicen tantas funciones como el psoas, el cual sirve de contrapeso al menos a cuatro músculos diferentes: el *rectus abdominis, erector spinea, obturators* y *transversospinalis*. También está relacionado con el músculo iliaco. Paradójicamente, el psoas origina dos efectos opuestos en el movimiento de la columna lumbar. Puede estirarse de una forma determinada para doblar la pelvis hacia delante, originando una profunda curva en la columna lumbar (lordosis).

Un psoas relajado es vital para la libre circulación de la pelvis, las caderas, las piernas, la columna vertebral y el diafragma. Proporciona soporte elástico de rectitud, además de crear las condiciones adecuadas para la respiración natural suave, una forma óptima de la respiración, la espina dorsal extendida de manera óptima y un comprometido sistema nervioso parasimpático (respuesta de relajación).

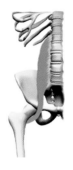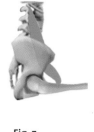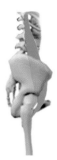

Fig. 7

Este movimiento se realiza mediante una relación agonista/antagonista con los músculos *rectus abdominis*. El psoas puede funcionar también en tándem con los músculos *transversospinalis*, si la pelvis está en una postura neutral, para formar cuatro haces musculares alrededor de la columna lumbar que hacen que ésta se alargue y enderece. Esto es posible debido a que las acciones musculares a veces varían dependiendo de que la parte final del músculo se halle fija e inmóvil.

El psoas se pone en funcionamiento como parte del reflejo del miedo, en el que el organismo, de forma protectora, se encierra en sí mismo. Esta respuesta repentina afecta a todo el sistema nervioso, incluida la respiración. Un psoas continuamente contraído mimetiza el reflejo del miedo, induciendo a un leve estado de ansiedad constante. Las personas que sufren ataques de pánico pueden aliviar los síntomas de éstos aprendiendo a centrarse en la respiración y a relajar el psoas.

> *Los ejercicios para tener un vientre plano fuerzan al psoas a tensarse y acortarse y a menudo provocan una larga lista de problemas, entre ellos, y no el menos importante, el dolor de espalda. Considerar estos ejercicios como algo necesario es el resultado de la pérdida de contacto con nuestra estructura ósea, en un sentido profundo y básico, y del énfasis que se da a interpretaciones más superficiales y a unos ideales impuestos por nuestra cultura.*

Entre las importantes funciones del músculo psoas se encuentra su relación con el diafragma, el músculo respiratorio que actúa como paracaídas y que a cada inhalación masajea el hígado, el bazo, el estómago y el colon transversal. Un psoas rígido apelmaza el diafragma y evita que funcione adecuadamente, forzando a que la respiración sea meramente torácica. En ocasiones, nos encontramos que contenemos la respiración y que apenas podemos respirar. Una vez más, examinando cómo funciona nuestro cuerpo, cómo los músculos se relacionan entre sí y con el esqueleto, cómo ambos están relacionados con el sistema nervioso y los estados emocionales, llegamos a un mismo punto y a una misma conclusión: una relación equilibrada y armoniosa de los sistemas orgánicos está directamente relacionada con una equilibrada y armoniosa salud y bienestar.

La respiración natural no es algo que se pueda aprender mediante una tabla controlada de ejercicios, sino algo que hay que redescubrir una y otra vez, a cada instante. Resulta de una continua mirada al interior, de localizar y liberar las tensiones que aprisionan el diafragma. Si aprendemos a interferir al mínimo en el ritmo natural respiratorio, llegaremos a descubrir que el cuerpo sabe por sí mismo cómo respirar sin manipulación ni control alguno. La alineación natural de la estructura ósea, en la que los huesos soportan totalmente el cuerpo, es un ingrediente básico para respirar con facilidad, pues la alineación ósea compromete a la tensión muscular, y ésta, a la respiración. De este modo, la respiración y la alineación van juntas, como los altibajos o el yin y el yang; son componentes inseparables de la buena salud.

> *La tensión en cualquier parte del cuerpo actúa como los barrotes de una jaula que mantuvieran el aire en cautividad. Liberando toda tensión innecesaria, liberaremos la respiración dejando que sea más libre, relajada, suave, amplia, rica y viva.*

Capítulo siete

Los pies.
Mucho más que un punto de apoyo

Los pies son unas estructuras extraordinarias con más de 26 huesos cada uno, 33 articulaciones y una compleja red de más de 100 tendones, músculos y ligamentos, por no hablar de sus venas y nervios. Si tenemos en cuenta que el resto del cuerpo descansa en estas plataformas relativamente pequeñas, incluso los pies de mayor tamaño nos parecerán minúsculos en comparación con el tamaño de los cuerpos que se apoyan en ellos.

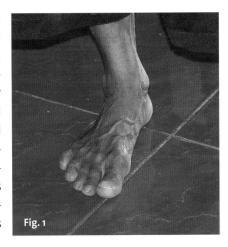

Fig. 1

Un pie sano, como el de la fotografía, es fuerte, flexible y goza de libertad de movimientos. El arco está estirado, pero no rígido o bloqueado. El talón está bien definido, con el peso del cuerpo apoyado principalmente en su parte externa (el calcáneo), mientras que el tobillo, alineado y estable, presta apoyo a los huesos de las piernas, que descansan directamente sobre su plataforma. Los dedos son fuertes y vinculados con la función del pie, ayudando a equilibrar el cuerpo y a impulsarlo hacia delante.

> *Nuestra capacidad de mantenernos erguidos sobre los pies se debe a la alineación de los huesos, músculos y articulaciones y a una distribución equilibrada del peso en todo el cuerpo.*

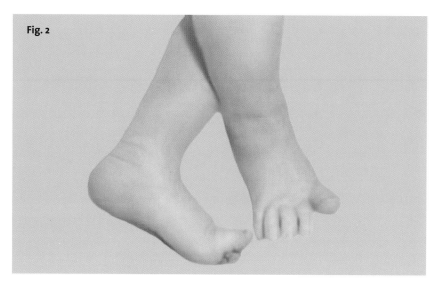

Fig. 2

Los niños pequeños desarrollan unos pies fuertes y sanos poco después de aprender a caminar. Si bien el arco natural de los pies de los bebés a menudo está escondido por una almohadilla de grasa, sus huesos están de hecho bien alineados, y una vez empiezan a caminar los arcos aparecen gracias a la actividad de los músculos de las piernas y los dedos se hacen fuertes, flexibles y útiles. Los bebés tienen que trabajar bastante para aprender a sostenerse de pie y a caminar. Una vez dominan esta tarea, los pies se mantienen fuertes y bien alineados el resto de la vida, al menos, claro está, que los niños adopten unos hábitos que les condicionen e impongan cambios posturales, o bien que usen unos zapatos que impidan el movimiento natural de estas extremidades.

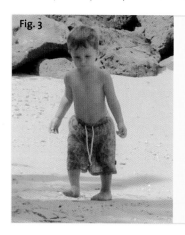

Fig. 3

Mientras aprenden a andar, los niños deben pasar el menor tiempo posible con zapatos. Si tienen que usarlos, deben ser flexibles y blandos, y permitirles que muevan los dedos y los arcos de los pies lo más posible.

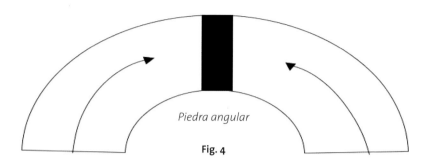

Piedra angular

Fig. 4

> No es extraño que el desarrollo creativo se haya basado en los arcos como punto de apoyo. Los arcos se utilizan en la arquitectura y se encuentran en la naturaleza por muy buenas razones.

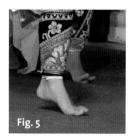

Fig. 5

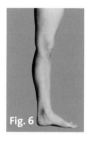

Fig. 6

A través de la historia se han utilizado los arcos en la construcción de puentes, catedrales y templos debido a la fortaleza de este diseño. Existen casos en los que la piedra angular del arco no lleva mortero, sino que la sostienen las dos mitades del arco que suben y aguantan la piedra angular en su sitio con una presión que soporta el paso de los siglos. El peso distribuido equitativamente desde arriba sirve para incrementar la presión de las dos mitades unidas, a la vez que incrementa su resistencia.

Cuando el arco ya está totalmente desarrollado, permite la flexibilidad y movilidad del pie. Los músculos necesarios para levantar los arcos son los mismos que se utilizan para estabilizar el tobillo y las articulaciones de las rodillas. La importancia de tener un buen apoyo es mucho mayor en el cuerpo humano que en un edificio. El cuerpo requiere más complejidad que un edificio para permanecer erguido sin balanceo. Los humanos caminamos, nos flexionamos, bailamos y cargamos peso, todo lo cual requiere unos cimientos bien alineados, así como un desplazamiento del centro de gravedad que permita tanto la estabilidad como un movimiento libre y fluido.

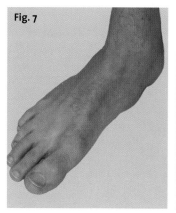

Fig. 7

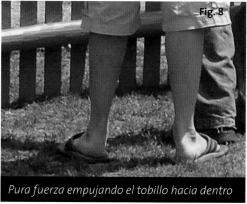

Fig. 8

Pura fuerza empujando el tobillo hacia dentro

> *Unos pies como éstos actúan como aletas que van golpeando el suelo al caminar. Sin arcos, los pies no pueden dar al cuerpo las propiedades de absorción de impacto que tienen los pies sanos. Los dedos de estos pies no están vinculados con el resto y aportan poca ayuda al caminar.*

Los arcos «caídos», como los que se ven en estas fotografías, conllevan una larga lista de problemas que pueden dar lugar a una mala sustentación. Con estos arcos, el tobillo cae hacia dentro y los huesos de las piernas no se apoyan en la plataforma del tobillo.

Ello ocasiona una mayor presión sobre éste, el cual se vuelve inestable y propicio a torcerse. Las rodillas y las caderas también sufren si no tienen suficiente apoyo. Los músculos de las piernas se tuercen y deforman. El acortamiento crónico de las fibras musculares hace que el cuerpo empiece a acortarse y a decaer. Unos arcos poco formados hacen prácticamente imposible que los pies se alineen con el resto del cuerpo.

Los 26 huesos de cada pie están dispuestos de una manera precisa y compleja que los relaciona entre sí, y también con los huesos de las piernas (tibia y peroné). En un pie sano, en su parte más alta, se puede ver un arco flexible y bien marcado. El peso del cuerpo se distribuye fundamentalmente sobre el hueso del talón, grueso y grande, y los dedos de los pies se conectan con la tierra o con el suelo para contribuir a su equilibrio.

Los huesos que están debajo de la almohadilla del pie son minúsculos y delicados, no están ideados para soportar el peso del cuerpo. La mayor parte del peso recae a través de las piernas sobre el gran hueso del talón, perfectamente diseñado para soportarlo. Muchas de las personas con problemas en los pies encuentran alivio cuando aprenden a estar de pie con los huesos alineados, tanto de éstos como de los huesos que recaen sobre ellos.

Unos pies mal alineados originan multitud de problemas en el cuerpo que descansa en ellos. Sin el apoyo de los arcos y de los tobillos, alineados y fuertes, pueden surgir dolencias en las rodillas, caderas, espalda, hombros e incluso el cuello.

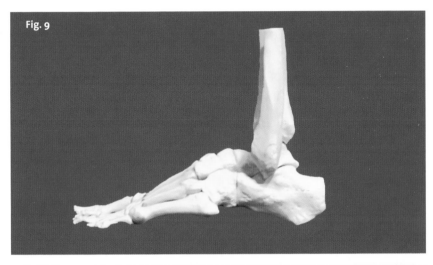

Fig. 9

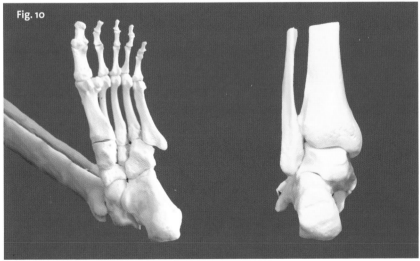

Fig. 10

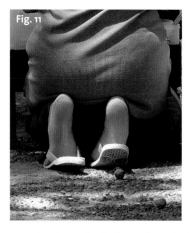

Fig. 11

En algunos lugares del mundo, especialmente en aquellos en los que la gente suele ir descalza la mayor parte del día, los pies raramente pierden las condiciones innatas de unos arcos pronunciados y unos dedos fuertes y activos. Los pies de esas gentes conservan una forma de media luna o de alubia, tal como se puede ver claramente en la fotografía de la izquierda.

Hay millones de personas en el mundo que llegan a la vejez con unos pies sanos; pocas de ellas tienen los problemas frecuentes hoy día de juanetes, dedos en martillo, espolones y fascitis plantar. Los dos pares de pies de más abajo pertenecen a un hombre de 90 años y a su esposa, de 86. Son personas que siguen trabajando a diario, descalzas, en el arrozal de detrás de su casa y que raramente han usado calzado en toda su vida. Sus pies tienen un extraordinario parecido a los de los muchachos jóvenes.

Los pies de la fotografía inferior tienen 103 años. Han ayudado a su propietaria a cargar piedras del río sobre la cabeza durante muchos años. Ahora la siguen ayudando a cuidar diariamente de su biznieto.

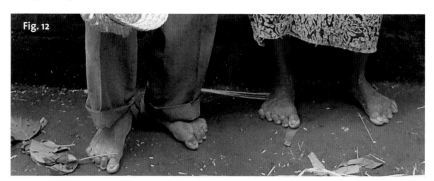

Fig. 12

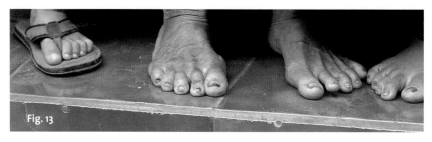

Fig. 13

Kathleen Porter

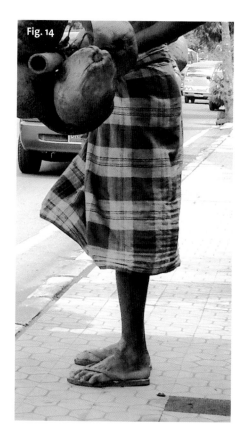

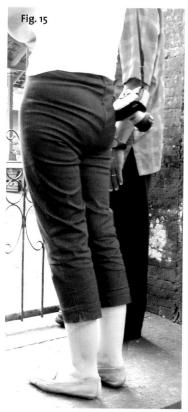

La alineación de los pies se refleja en la relación entre las piernas y la pelvis. La mujer de la fotografía de la derecha tiene los tobillos girados hacia dentro, lo que hace que los arcos se plieguen hacia abajo y que su peso descanse en la parte interna de los pies. El que tenga una pelvis girada hacia abajo y hacia delante se traduce en que carga el peso del cuerpo de un modo completamente diferente al del hombre de la fotografía de la izquierda (vistiendo un sarong). Este individuo tiene el peso distribuido regularmente entre la pelvis y los huesos de las piernas que se mantienen verticales. El peso recae en los arcos y pasa a la parte externa de los talones. La mujer de la derecha ya se queja de tener problemas en los pies y en la parte inferior de la espalda, aunque tan sólo está acabando la treintena. No es de sorprender que el hombre de la izquierda manifieste no sufrir ningún dolor a pesar de haber cumplido ya los setenta.

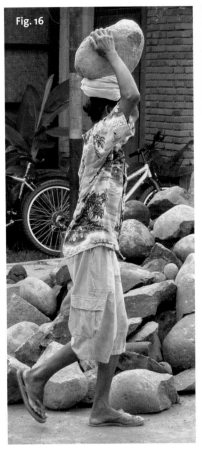

Fig. 16

> «Igual arriba que abajo»
>
> Ésa sería la frase para describir la relación entre la alineación estructural y el estado de los pies. A la inversa también puede ser cierto.

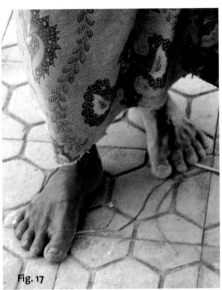

Fig. 17

Pies recogidos

Unos pies saludables se acoplan perfectamente al suelo sobre el que reposan. Sirven al cuerpo durante años, y su fortaleza, flexibilidad y buena alineación se reflejan en la salud del cuerpo que tienen encima.

El secreto de esta mujer está en tener un buen arco de sustentación en el pie, y no el de unas zapatillas de deporte caras, sino el de sus propios pies. Sus pies y sus piernas funcionan tan bien que soportan su pelvis, columna, caja torácica y cráneo en un equilibrio perfecto que le permite cargar piedras sobre la cabeza, día tras día (incluso sobre el pavimento), y seguir sonriendo al final de la jornada.

  Kathleen Porter

Hacen falta muchos años para que unos pies jóvenes y sanos acaben deformados y torcidos como éstos. Obsérvense los prominentes juanetes y la manera en que los tobillos se desplazan hacia dentro, haciendo que los arcos desciendan y descolocando los huesos de las piernas. Estos pies aportan escaso soporte al cuerpo que descansa sobre ellos; son propensos a sufrir dolor y deformaciones. Por lo general, este tipo de malformaciones en los pies se refleja en otras deformaciones en la estructura ósea del resto del cuerpo.

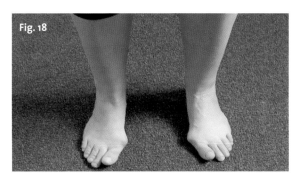
Fig. 18

Poco menos de un minuto después, los mismos pies reposan de esta otra manera. Esto se consigue con una sencilla técnica llamada «recogimiento de pies», que de un modo suave e indoloro corrige los huesos del pie. Obsérvese que los juanetes han desaparecido, los tobillos están realineados y los arcos y los puentes del pie se han levantado.

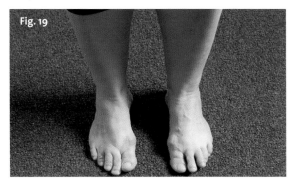
Fig. 19

No obstante, esta condición no es para siempre, y los ejercicios deben repetirse regularmente hasta que se consiga el cambio definitivo; todo el mundo puede conseguir, con práctica y paciencia, devolver a los pies su alineación natural y proveer al cuerpo del apoyo que necesita. En la segunda parte volveremos a revisar los pies y aprenderemos métodos para que vuelvan a su posición natural.

Capítulo ocho
El embarazo y sus posibilidades.
Una de ellas, estar cómoda

El embarazo es una etapa de cambios; el cuerpo de la mujer aumenta con el crecimiento de la vida que lleva en su interior. Es una etapa que puede representar nuevos retos para la mujer, especialmente en lo referente a lograr estar flexible y cómoda durante los últimos meses. No es raro que las embarazadas sufran dolores de espalda, ciática, ardores de estómago, hinchazón de tobillos e insomnio. Para algunas de ellas esos problemas pueden ser muy molestos.

La mayoría de las embarazadas no son conscientes de que muchas de esas dolencias pueden aliviarse, al menos en parte, sabiendo cómo aplicar los principios de la alineación natural. El embarazo y el parto son cosas tan naturales para los seres humanos como para el resto de las especies animales; aunque es fácil de olvidar en el mundo moderno de cesáreas programadas, seguimiento del desarrollo del feto, anestesia epidural, nidos iluminados con luces fluorescentes y biberones. Es más probable que los fetos se desarrollen mejor si nacen de una madre cómoda y relajada con lo que le está sucediendo y capaz de cuidar de ella misma. También es mucho más probable que una mujer relajada y cómoda durante el embarazo tenga un parto sencillo y una maternidad sin problemas. Ello requiere, entre otras cosas, tener conciencia del propio cuerpo y una alineación natural de la estructura ósea.

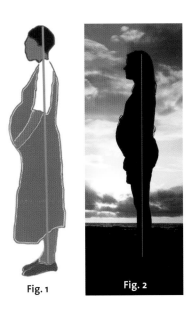

Fig. 1   **Fig. 2**

Pocas ocasiones son las que ofrecen a una mujer una ocasión así para volcar la atención en ella misma, y compartir los meses de embarazo con el ser que crece en su interior.

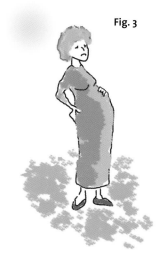

Fig. 3

A medida que el feto va creciendo en el interior del útero, el peso añadido en la parte frontal del cuerpo de la mujer puede llegar a desequilibrarla. La mayoría de las embarazadas de hoy día, al tener un mayor centro de gravedad y una posición fuera de la alineación necesitan inclinarse hacia atrás de cintura para arriba. Ello origina que la columna se comprima y presione extraordinariamente la parte baja de la espalda, lo cual no sólo da lugar a dolor de espalda sino que puede llegar a reducir el flujo sanguíneo, linfático y otros fluidos que, además de ser muy importantes para la salud y la comodidad de la futura madre, lo son también para la del feto. Por suerte, una aspirante a madre puede aprender cómo contrarrestar esa tendencia física siguiendo los principios básicos de la alineación, los cuales cuidarán su espalda y le permitirán tener un embarazo mucho más agradable.

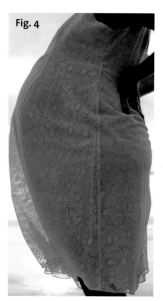

Fig. 4

La típica postura de la embarazada no sólo afecta a la columna sino también a los órganos internos, comprimidos por el feto que va creciendo y que puede estar aún más comprimido por una postura indebida. Todo ello conduce a un sinfín de problemas digestivos, mala respiración y cansancio. Una embarazada puede aprender cómo apelar a la eficacia inherente del esqueleto para que éste la sostenga de un modo agradable y la alivie de los muchos problemas que experimentan las mujeres, sobre todo en los últimos meses de su embarazo.

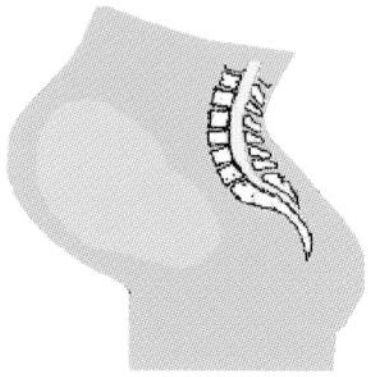

Fig. 5 *Lordosis del embarazo*

Aquí vemos los peligros de mantenerse fuera del eje de alineación que sufre una embarazada en los últimos meses de gestación. En la fotografía de la izquierda, la mayor parte del cuerpo de la gestante está desplazada hacia delante, fuera del eje, lo que hace que las piernas no hagan un buen papel de apoyo. La pronunciada curva de la parte baja de la espalda (lordosis) y el redondeo opuesto de su parte superior (cifosis) pueden provocar dolor de espalda, restringir el flujo sanguíneo y alterar el correcto funcionamiento del diafragma.

El feto, en vez de quedar comprimido en el seno materno (útero) y bien colocado en su sitio por las fibras musculares superiores e inferiores que le sirven de hamaca (como puede verse en la fotografía de la derecha), queda apretado hacia fuera porque dichas fibras se mueven. Podemos imaginar el efecto que ello causa a veces no sólo en el estado de la madre durante el embarazo, sino en el feto, en el parto y en la vuelta a la normalidad de la mujer después de dar a luz.

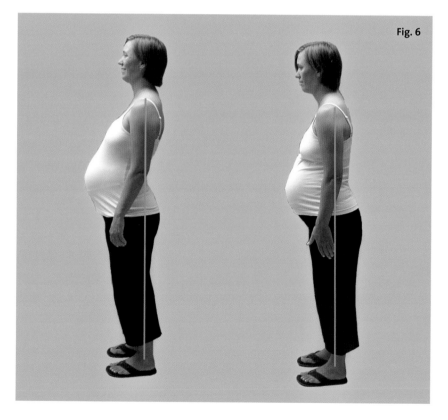

Fig. 6

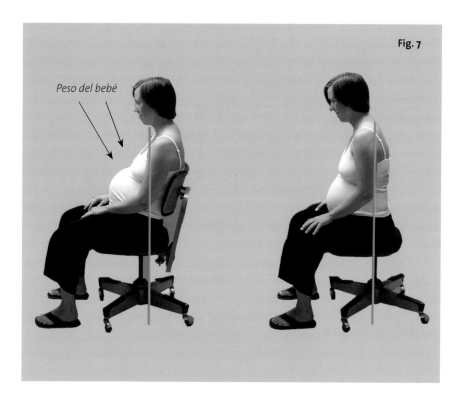

Fig. 7

Peso del bebé

Sentarse en una postura natural es sin duda algo muy importante para la mujer que pronto va a tener un bebé. Si ésta se sienta sin apoyarse bien en los huesos de las nalgas, con la pelvis echada hacia atrás (fotografía de la izquierda), todo su torso queda replegado. La gravedad empuja hacia abajo, lo que hace que el peso del feto, de la placenta y de los fluidos amnióticos recaigan en los órganos internos de la futura madre. La respiración queda limitada y el diafragma queda oprimido por la postura. No es extraño que las embarazadas se quejen con frecuencia de dolores de espalda, ardores, estreñimiento, retención de líquidos y falta de respiración.

Es mucho menos probable que una mujer que se siente sobre los huesos de las nalgas (isquiones) y deje que sea la columna la que aguante el torso sienta todas esas molestias. Y no es difícil comprender por qué, pues el feto queda colocado y sujeto por las fibras musculares de los *transverses abdominus* y por los músculos oblicuos, en vez de quedar aplastado hacia delante desde arriba. Sentarse de esta manera es bueno para mantener el suelo pélvico abierto y relajado, lo cual desempeña un importante papel a la hora del parto.

Saber estar de pie, sentarse bien y agacharse es importante para todo el mundo, pero en especial para las mujeres que se mueven por dos. Si sigue el ejemplo de los niños pequeños, que nos enseñan cómo moverse de un modo natural, una embarazada puede aprender a disfrutar del tiempo de su embarazo. Aprendiendo la postura más cómoda para dormir y descansar, podrá practicar el importante arte de la relajación para el gran momento del parto.

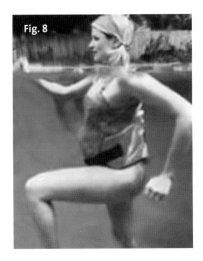

Fig. 8

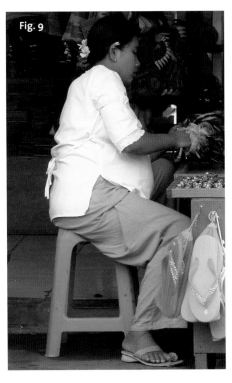

Fig. 9

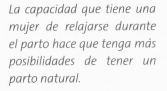

La capacidad que tiene una mujer de relajarse durante el parto hace que tenga más posibilidades de tener un parto natural.

Saber sentarse, ponerse en cuclillas, relajar el suelo pélvico y ceder a la gravedad en el momento en que el feto se abre paso a través del canal del parto, mejora extraordinariamente las labores de alumbramiento. Cualquier ejercicio físico realizado durante la época del embarazo debe estar ligado a los principios de la alineación natural y enfatizar en la relajación y el dejarse llevar. Respirar con naturalidad ayuda a la madre a relajarse y contrarresta la tendencia del cuerpo a tensarse durante las contracciones; también ayuda al proceso de dilatación del útero y evita la extenuación antes de que llegue el momento de empujar.

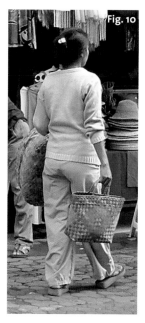 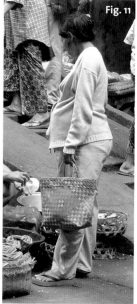 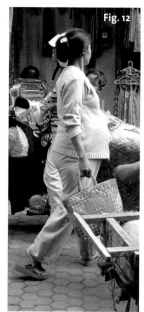

Esta joven, que ha vivido toda su vida con un cuerpo bien alineado, parece llevar muy bien su embarazo. Atenerse a los requerimientos de esta etapa no es difícil. Sin tener que pensar en ello, esta mujer sabe que los huesos la sostendrán, de modo que no tiene que echar hacia atrás la parte superior del cuerpo para compensar el peso añadido que lleva.

> *La joven camina de una manera tan natural y relajada que desde atrás es difícil discernir que está embarazada.*

De costado, se ve que la mujer está en un periodo de gestación bastante avanzado. Es muy probable que, dada la facilidad con que se mueve, tras el parto se recupere rápidamente.

Ser consciente de cómo una futura madre habita su cuerpo, hace que el cuerpo y la mente trabajen juntos y así liberen tensiones musculares y alivien las molestias. Una persona muy importante para ella comparte su cuerpo. En tanto una madre mire a su interior, se centre en la respiración y se relaje frente a cualquier tensión, podrá conectar con su hijo y aumentará su confianza en el nuevo papel que le toca vivir.

Una vez que una mujer tiene a su bebé en brazos, le sobrevienen otros muchos retos, entre ellos el de levantar y llevar en brazos al niño que antes llevó en su vientre.

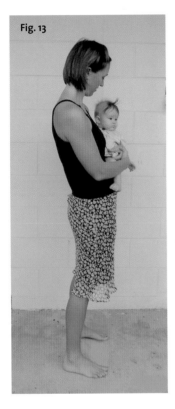

Fig. 13

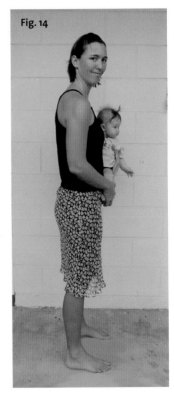

Fig. 14

El amamantamiento, durante todo el tiempo que el bebé lo necesite, puede acarrear problemas a la reciente madre si tiene la espalda y el cuello tensos y doloridos. Aprender a colocar bien el esqueleto cuando se coge al bebé o se lleva en brazos será también una muy buena experiencia para ambos.

Capítulo nueve
Nuestros hijos en peligro.
¿Se avecina una crisis sanitaria?

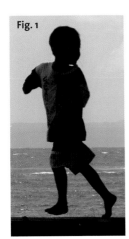

Fig. 1

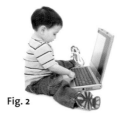

Fig. 2

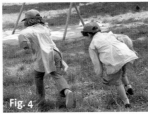

Fig. 4

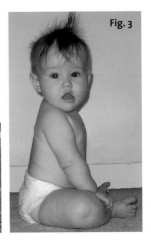

Fig. 3

Los niños vienen al mundo con muy poca fuerza muscular y sin saber cómo sentarse, gatear, ponerse de pie, ni caminar. De los 12 a los 18 primeros meses de vida la gran mayoría aprende por ella misma a hacer todas esas cosas. Los bebés lo hacen enderezando primero el torso y la cabeza; luego, lanzando las piernas y los brazos al aire; y después de un modo gradual desarrollan la co-ordinación, la fuerza y el equilibrio necesario para pasar por sí solos de la pos-tura horizontal a la vertical. En ese momento la fuerza muscular se combina con la habilidad de mantener los huesos del esqueleto equilibrados entre sí. A fin de que el niño pueda mantener una alineación ósea relajada en los años venideros, debe seguir dándose ese equilibrio. Al igual que los cachorros de los animales mamíferos, los niños tienen una enorme capacidad para jugar. El juego de los bebés es una cuestión bastante seria; mediante el juego apren-den por sí mismos, entre otras cosas, el arte del movimiento.

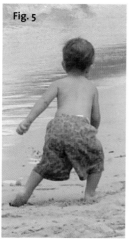

Fig. 5

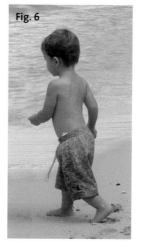

Fig. 6

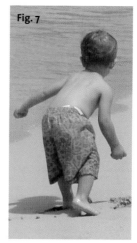

Fig. 7

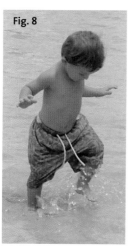

Fig. 8

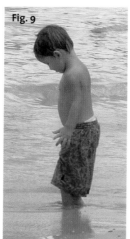

Fig. 9

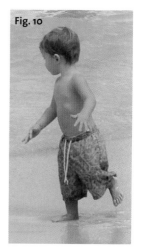

Fig. 10

Este crío es un maestro en el arte del movimiento. El modo en que juega en la orilla del mar pone de manifiesto que el cuerpo humano está diseñado para funcionar de manera eficaz, cómoda y fácil.

En cada movimiento, el niño mantiene íntegramente la alineación de la columna, de modo que le es posible estar relajado y realizar una actividad física al mismo tiempo. Su juego no requiere ninguna tensión muscular más que la estrictamente necesaria; sólo necesita mover los huesos flexionando las articulaciones correspondientes. Cualquier persona que desee reaprender a moverse de una manera natural, deberá tomar lecciones de este crío, y de cualquier otro a esta edad.

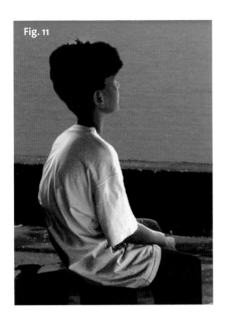

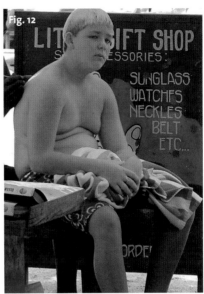

Estos dos muchachos, que hace un tiempo tenían la apariencia del niño de las anteriores fotografías y se movían como él, están ahora tan descolocados de su centro de alineación que están realmente sentados sobre el sacro y el cóccix, y no sobre los huesos de las nalgas (isquiones). A esa situación se llega en muy pocos años. Se trata de una especie de epidemia que afecta a los niños del mundo entero y que provoca que los órganos vitales se compriman hasta el punto de afectar al funcionamiento de la respiración, la digestión, la asimilación de nutrientes y la eliminación de los desechos. Y además, es posible que se restrinja el flujo sanguíneo en venas y arterias, se deforme la configuración de muchas fibras musculares y que la movilidad de las articulaciones quede limitada por unos huesos que están mal colocados.

En esa postura, la columna de estos dos muchachos está muy deformada, ello presiona la médula espinal y deja al sistema nervioso en posición de ataque. Sus huesos están todavía creciendo, y el modo en que tienen el peso repartido puede afectar al modo de desarrollo de esos huesos. Gran parte de padres y profesores no es consciente de la gravedad de este problema –y si lo es, no sabe qué hacer–, por tanto es muy poco probable que a estos chicos se les enseñe o se les apoye para hacer un cambio.

Puesto que no se investiga la relación entre la alineación postural natural y la salud, es difícil pensar que la salud de estos muchachos salga indemne de esos patrones posturales.

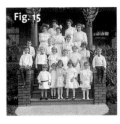

Fig. 13

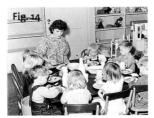

Fig. 14

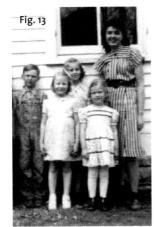

Fig. 15

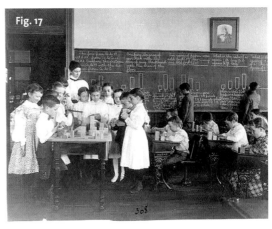

Fig. 17

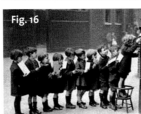

Fig. 16

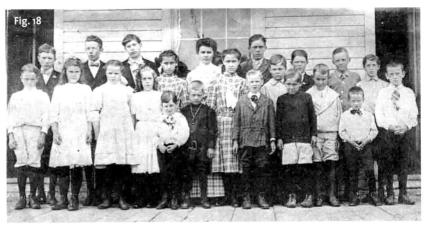

Fig. 18

Una mirada a estas fotografías colegiales, al «antes» y al «ahora», puede ser muy reveladora. En las antiguas, casi todos los niños están de pie, sobre ambas piernas, o sentados sobre los huesos de las nalgas. Los cuerpos están bien alineados, la ropa que visten les cae bien, sin demasiadas arrugas y con unos dobladillos uniformes. Están formales, pero no acartonados.

Kathleen Porter

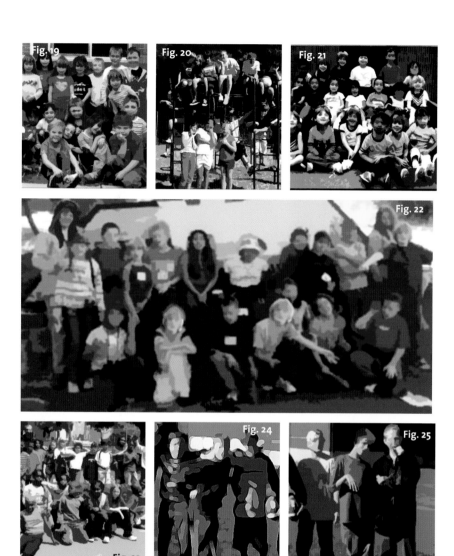

Fig. 19 Fig. 20 Fig. 21 Fig. 22 Fig. 24 Fig. 25 Fig. 23

Por el contrario, pocos de estos niños recuerdan lo que es vivir como seres naturales. Es lamentable, pues ya a esta temprana edad muchos de ellos sufren dolores y tensiones musculares. Para muchos de ellos, la actividad física ya no es el pasatiempo divertido que fue; sus cuerpos ya no se mueven con la misma facilidad y libertad que hace tan sólo unos cuantos años, cuando eran pequeñines. Han olvidado cómo sentarse, estar de pie, o moverse de manera natural, por eso no volverán al punto del que partieron a menos que reaprendan cómo hacerlo y se comprometan a ponerlo en práctica.

El contraste entre niños con cuerpos bien alineados y niños que ya no lo están no sólo es evidente comparando tiempos pasados y tiempos modernos, sino entre los niños que viven, por ejemplo, en Estados Unidos, y los que viven en otros lugares más remotos del mundo.

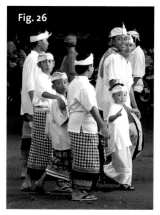

Fig. 26

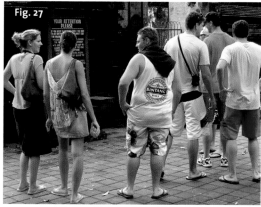

Fig. 27

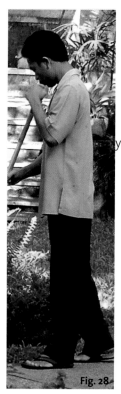

Fig. 28

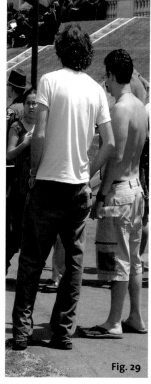

Fig. 29

Los jóvenes con un cuerpo bien alineado muestran posturas relajadas y muy flexibles. La ropa les cuelga con soltura y de modo uniforme, lo que les da una apariencia ágil y elegante acorde con la simetría del esqueleto que les soporta. Los que no están bien alineados adoptan posturas poco naturales: echan el cuerpo hacia atrás y hacia delante, se apoyan ora en una pierna ora en otra; alardean de tener «musculitos» y la ropa les queda muy fruncida y llena de arrugas debido a las malas posturas.

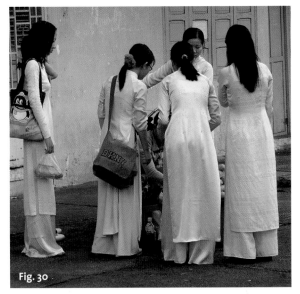

Fig. 30

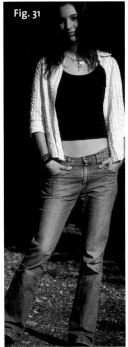

Fig. 31

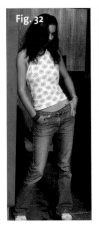

Fig. 32

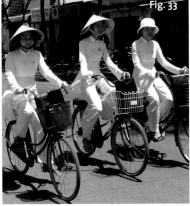

Fig. 33

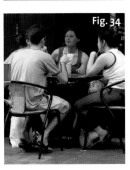

Fig. 34

Si bien existe una gran diferencia en el modo de vestir, se trata de algo cultural y generalmente irrelevante con respecto a lo que realmente se esconde bajo la ropa. Si observamos a las adolescentes bien alineadas, resulta obvio que sus cuerpos están organizados en torno al eje central, que sus columnas no están desplazadas, ni demasiado alargadas, ni arqueadas; las piernas, bien colocadas para mantenerlas rectas. Lo mismo sucede cuando están de pie o sentadas, pues en ambos casos queda de manifiesto el estado de relajación del cuerpo.

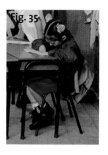
Fig. 35

Fig. 36
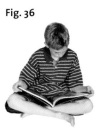

Fig. 37
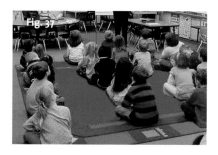

Son muchas las cosas que contribuyen a adoptar malas posturas: ciertos tipos de sillitas, asientos de coche, mochilas, etc., son cosas en las que se coloca a los bebés desde temprana edad, y también los diferentes tipos de sillas que se utilizan en los colegios. Todo esto a menudo hace que la pelvis quede inclinada hacia atrás, una postura que a menudo se adopta durante horas, y cada día. Así empiezan los esquemas posturales que se establecen en las fibras musculares y hacen que los niños no vivan su cuerpo de un modo natural. Esos patrones o esquemas se van repitiendo una y otra vez hasta que llegan a dictar la manera en que la mayoría de los niños utilizan el cuerpo para todo lo que hacen, y también el modo en que llegarán a envejecer.

Los hábitos posturales que asumen los niños en sus primeros años de vida escolar son los que probablemente les acompañarán el resto de sus vidas. ¿Qué efectos produce en el sistema nervioso de los niños una deformación crónica de la columna vertebral? ¿Es posible que haya una relación entre el modo en que nos sentamos y el modo en que aprendemos? ¿Y en el modo en que nos sentimos o relacionamos con los demás y con nuestro entorno? ¿Existen ciertos patrones posturales comunes en los niños que se enfrentan a casos concretos de problemas de aprendizaje?, ¿de depresión?, ¿de autismo? Quizás no, pero ¿no estaremos perjudicando a nuestros hijos olvidando estas cuestiones sin examinarlas previamente?

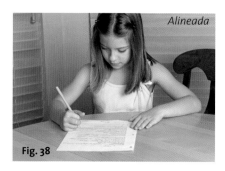
Alineada

Fig. 38

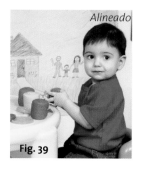
Alineado

Fig. 39

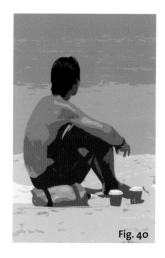
Fig. 40

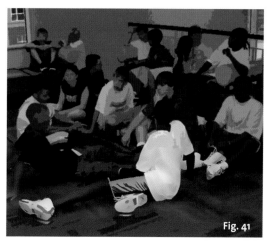
Fig. 41

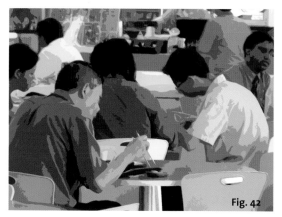
Fig. 42

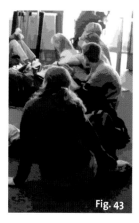
Fig. 43

Cuando los niños llegan a la pubertad y se convierten en muchachos, tienen ya tan asumidos esos patrones y esos hábitos posturales que es casi imposible para ellos volver a adoptar posturas naturales. Tan sólo advirtiéndoles de la situación, enseñándoles con instrucciones precisas y dándoles refuerzos positivos, puede darles la motivación necesaria para redirigir esos hábitos. Para padres y educadores es mucho más fácil ayudarles en ese aspecto cuando son más pequeños. Y aún es más fácil hacerlo cuando los niños son lo suficientemente pequeños como para mover sus cuerpos de acuerdo con su diseño natural. Así pues, sólo es cuestión de crear las condiciones que obstaculicen lo menos posible lo que es natural para ellos y para que se mantengan relajados y bien alineados.

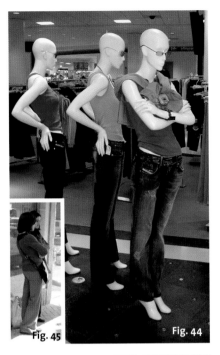

Fig. 45

Fig. 44

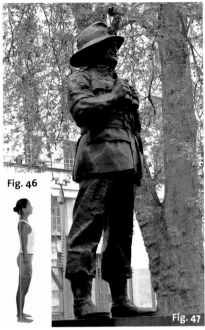

Fig. 46

Fig. 47

Fig. 49

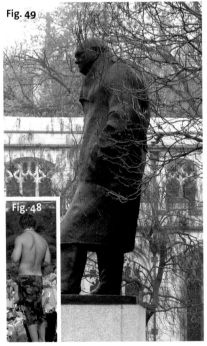

Fig. 48

Un modo de ayudar a que nuestros hijos mantengan una postura natural es examinar junto a ellos el papel que desempeñan ciertas estrellas pop, o ciertos iconos juveniles, y los mensajes que habitualmente les damos. Si bien no hace falta dejar de ir a ver o de admirar a esos personajes, puede ser de ayuda saber que algunos de nuestros iconos culturales, ya sean presentes o pasados, por muy relevantes que creamos que son, no muestran la buena postura que se deriva de una alineación natural y relajada. Con el tiempo, tomando conciencia de qué es una alineación natural y lo importante que es para nuestra salud y bienestar, puede que nuestros ídolos empiecen a reflejar los cambios que nos suceden.

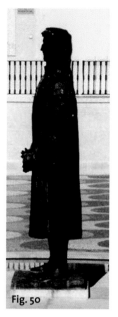

Fig. 50

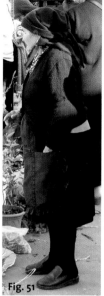

Fig. 51

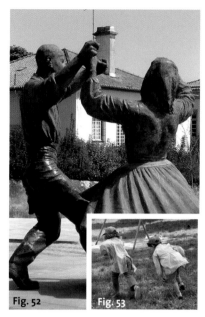

Fig. 52

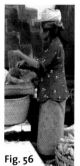

Fig. 53

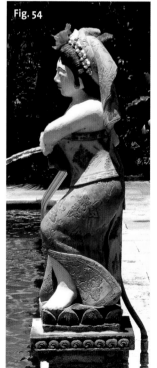

Fig. 54

En ciertos lugares del mundo predominan diferentes ejemplos. No causa sorpresa observar que muchas personas en esos lugares parecen reflejar la alineación natural que muestran las estatuas y los iconos de su entorno.

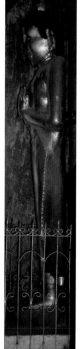

Fig. 57

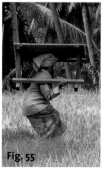

Fig. 55

Fig. 56

El recreo reinventado

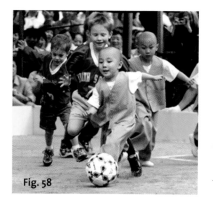

Fig. 58

Érase una vez que el tiempo de recreo consistía en correr, saltar, trotar y trepar en el patio de la escuela, en la plaza del barrio o en los campos de alrededor. Los niños jugaban a dar patadas a las latas y al corre que te pillo con la pandilla del barrio. La actividad física era el pasatiempo básico. Hoy día, lo más probable es que estén sentados frente a la tele o la pantalla del ordenador. El porcentaje de sobrepeso en niños de siete a doce años se ha triplicado en los últimos treinta años. Cada vez son menos los muchachos que van al colegio en bici, pues suelen ser los padres los que les dejan con el coche. Si bien hay muchos niños que siguen una vida más sedentaria, muchos otros se especializan en determinados deportes a corta edad. Participar en juegos deportivos puede ser una actividad importante para muchos pequeños, llena de beneficios y verdaderamente una alternativa atractiva frente al síndrome de la teleadicción que siguen algunos de sus amigos.

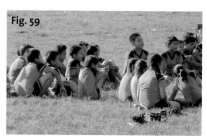

Fig. 59

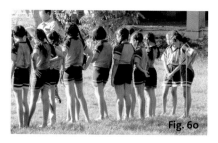

Fig. 60

Los niños suelen sacar gran provecho de practicar deportes cuando poseen unos cuerpos naturales y sus movimientos son libres, como los de la fotografía superior. Si realizan otras actividades y tienen otras influencias culturales para seguir moviéndose conforme al diseño natural de sus cuerpos, lo más probable es que no tengan problemas físicos. Las chicas de las fotografías inferiores están en desventaja y son posibles candidatas a sufrir molestias y dolores, pues pocas de ellas se mueven ya de manera natural. La niña de la derecha parece ser una excepción.

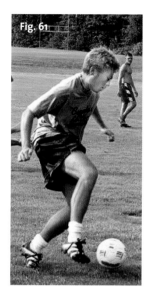

Fig. 61

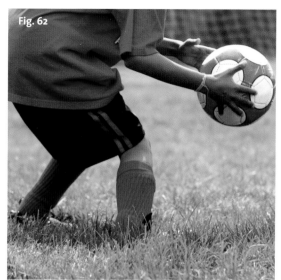

Fig. 62

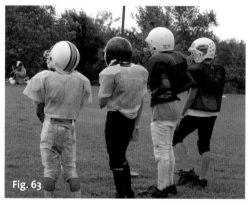

Fig. 63

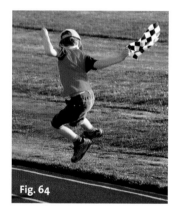

Fig. 64

Los niños con esqueletos mal alineados, cuyos músculos tienen que trabajar siempre bajo presión, no están bien preparados para el deporte, pues corren el riesgo de sufrir lesiones. El índice de lesiones entre los niños tratados médicamente está creciendo de modo alarmante; sin embargo, la condición física en que se encuentran esos niños cuando empiezan a hacer deporte pocas veces se tiene en cuenta. Se trata de niños que aún están en desarrollo, y algunas de esas lesiones tendrán implicaciones en el futuro, como artritis e intervenciones quirúrgicas recurrentes.

Los muchachos de las imágenes de la página anterior son representativos de muchos de los muchachos de hoy día, con cuerpos que no se mueven de una manera ágil ni natural. (El chico que salta, en la foto de la derecha, muestra, sin embargo, unos movimientos ágiles y naturales.) Cuando los músculos funcionan de una manera forzada y en movimientos constantes y repetidos, las articulaciones de los muchachos sufren enormemente, y es ahí donde aparecen muchos de sus problemas, en codos, rodillas, tobillos y caderas. Hay muchos deportes que perjudican a los ligamentos, que conectan los huesos con las articulaciones, y pueden ser especialmente problemáticos. La lesión de los ligamentos cruzados anteriores (ACL, según sus siglas en inglés), que proporcionan estabilidad a la articulación de la rodilla, es una de las más comunes hoy en día entre los chicos, mientras que hace veinte años era muy infrecuente que un menor de 15 años sufriera una intervención por esa causa. La cirugía pediátrica ortopédica es una especialidad relativamente nueva que ha crecido a raíz del aumento de lesiones juveniles.

Niños tecno

Hay niños que pasan muchas horas al día frente al televisor y la pantalla del ordenador con la columna vertebral torcida y hundida. La proliferación de los videojuegos, que acaparan especialmente la atención de muchos menores, no hace más que agravar el problema. A esto hay que añadir el hecho de que las sillas que los chicos utilizan tanto en casa como en el colegio, así como la altura de la pantalla y del teclado, a menudo les obliga a sentarse de una manera que refuerza sus vicios posturales.

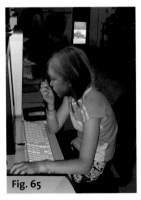

Fig. 65

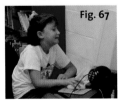

Fig. 66

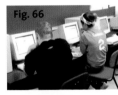

Fig. 67

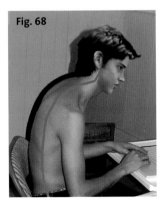

Fig. 68

Kathleen Porter

Estos niños que vemos abajo tienen la fortuna de apoyarse en una columna vertebral bien erguida. Si mantienen esa postura, alineada y relajada, frente al ordenador, es difícil que su uso les acarree problemas físicos.

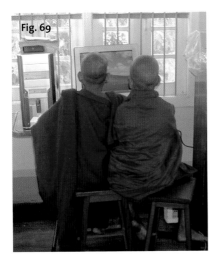

Fig. 69

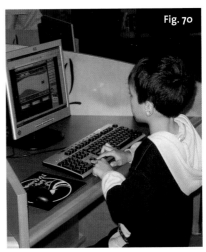

Fig. 70

Se dice que la música suena más fresca cuando la persona que la ejecuta está bien sentada, en una postura bien alineada. Ya sea esto cierto o no, el propio músico se va a sentir mejor si toca cualquier instrumento con las manos, brazos y hombros colocados como una extensión natural de un esqueleto bien alineado.

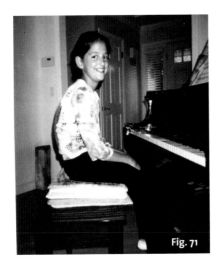

Fig. 71

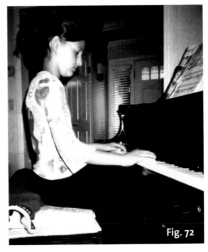

Fig. 72

La estudiante de piano inicia una postura en la fotografía de la izquierda en la que tiene que hacer un esfuerzo para levantar los brazos, lo que restringirá la agilidad de brazos y dedos a la hora de desplazarlos sobre el piano. En la fotografía de la derecha, la niña está sentada con la pelvis en una posición neutra (se ayuda con una toalla doblada y colocada debajo), lo que hace que la columna quede hacia arriba, las escápulas alineadas y las articulaciones de los hombros y los huesos de los brazos en conjunto bien ajustados. Aquí vemos que los brazos están sueltos y relajados y pueden moverse fácilmente, sin esfuerzos o tensiones. Ahora es fácil entender por qué puede que sea cierto lo de que la música suena más fresca.

Padres y profesores pueden hacer muchas cosas para animar a los niños a mantenerse mejor alineados en cualquiera de sus actividades. Viendo los ejemplos que se muestran en estas fotografías, pueden estimular a los chicos para que imiten las posturas más sanas. Es de una importancia extrema que los padres aprendan todo lo que puedan sobre cómo ayudar a sus hijos a adoptar posturas naturales. Puesto que nuestros hijos aprenden más de lo que hacemos que de lo que decimos, es vital enseñar con el ejemplo y aprender nosotros también cómo alinear nuestros huesos.

Capítulo diez
¿Ejercicio gimnástico o actividad natural?
Buscar ventajas a largo plazo

Últimamente existe la idea de que, para que el ejercicio sea beneficioso, debe hacerse hasta llegar a un punto prácticamente de extenuación. Ya no se trata tan sólo de aquellos que han nacido para ser atletas olímpicos y se fuerzan hasta el límite y más allá; hay montones de personas convencidas de que esculpir y moldear el cuerpo –«crear el cuerpo que siempre uno quiso tener»– no sólo les dará la categoría de ser atractivos sino que además les garantizará longevidad y buena salud. El ejercicio físico aporta obvios beneficios, quema calorías, re-

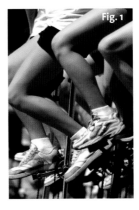

Fig. 1

duce la grasa corporal, baja el nivel de estrés y la presión arterial, combate la depresión, incrementa la densidad ósea, desintoxica el organismo y otras muchas cosas. Sin embargo, hacer deporte teniendo una estructura ósea mal alineada puede impedir que se obtengan algunos de esos beneficios y quizás explique el porqué de que aproximadamente diez millones de personas sufran cada año lesiones relacionadas con el deporte y el ejercicio físico.

Muchos de los riesgos del ejercicio no aparecen de modo inmediato. Por una parte, la actividad física suele sentar bien. Las endorfinas –polipéptidos similares a la morfina–, producidas en el cerebro para reducir el estrés y aliviar el dolor, proporcionan una sensación de euforia en las personas que realizan algún deporte y liberan las tensiones que se almacenan en la musculatura. Lo que mucha gente no percibe es que puede llegar a tener una dependencia psicológica de esa sensación, además de la necesidad de eliminar sudando o forzándose unas tensiones que no habría acumulado de tener los huesos bien alineados. Unos huesos bien alineados garantizan una musculatura relajada y flexible.

La buena forma física y la salud forman parte de nuestro estado natural y del modo en que vivimos nuestro cuerpo cuando todas sus partes y sistemas funcionan de un modo íntegro y natural. *Forma física* no puede significar 'salud' y 'falta de naturalidad' al mismo tiempo. El ejercicio que se centra en crear fuerza y masa en unos músculos determinados provoca un desequilibrio corporal. Si el esqueleto no está alineado desde un principio, cualquier actividad que se lleve a cabo contraerá algunos músculos, mientras que distenderá otros, y ello disminuirá la capacidad de moverse libre y cómodamente y provocará un desequilibro corporal.

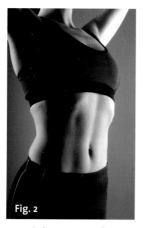
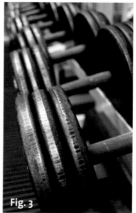

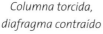

Fig. 2

Columna torcida,
diafragma contraído

Fig. 4

Movilidad restringida de
la articulación del hombro

Entre los riesgos que implican algunos ejercicios físicos rutinarios, está el de reforzar persistentemente distorsiones estructurales, como el repetido acortamiento de la columna, el desarrollo exagerado de ciertos músculos, la compresión de las articulaciones y la fuerza pertinaz de la gravedad en un cuerpo indebidamente preparado para soportarla. A menos que uno comprenda cómo tiene que alinear el esqueleto cuando está realizando cualquier tipo de actividad física, no tendrá ninguna ventaja a corto plazo y el ejercicio le supondrá más mal que bien. Esto es algo que con frecuencia no se tiene en cuenta.

Así como se ponderan los beneficios que para la salud conlleva hacer ejercicio, llevar una dieta sana y reducir el estrés, poco o nada se habla de lo fundamental que es mantener el cuerpo naturalmente alineado. Cuando

Kathleen Porter

en algunas ocasiones se menciona como factor importante mantener una «buena» postura, casi siempre se malinterpreta lo que en realidad significa *mantener una buena postura*.

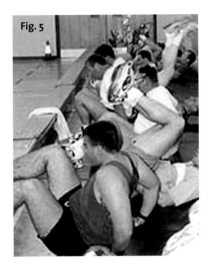
Fig. 5

La masa y densidad muscular comprimen las articulaciones y provocan que los extremos de los huesos se acerquen. Ello puede contribuir tanto al deterioro del cartílago como a un acortamiento crónico de la columna que dañe los discos intervertebrales y tense y rasgue los tejidos blandos. Esta situación se acrecienta finalmente y empeora a menos que se le dé al cuerpo la oportunidad de reconvertir los patrones posturales para ajustarse a su diseño natural.

Es difícil hacerse a la idea de que el ejercicio físico, para que sea beneficioso, no debe implicar esfuerzo ni forcejeo alguno, sobre todo si uno sigue el lema de «sin dolor no hay resultado». La idea de que la actividad física en sí es beneficiosa puede causar confusión a quien el ejercicio le causa dolor o malestar. Es beneficioso cuando reafirma nuestra innata capacidad para movernos de un modo natural y cómodo. La mujer de la fotografía está cosechando las ventajas del «ejercicio» que está realizando gracias a que está reafirmando de modo natural su agilidad de movimiento mientras permanece alineada y relajada.

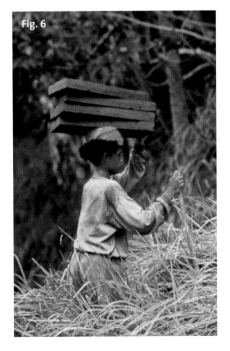
Fig. 6

Cuanto más entendamos el modo en que nuestro cuerpo está diseñado para funcionar, más herramientas tendremos para poner en práctica los cambios necesarios para hacer ejercicio y movernos en general. Puede que nos sea algo complicado, pues requiere hacer un cambio total de esquemas en cuanto a la concepción que tenemos del cuerpo en el que vivimos, así como cambiar la relación con un cuerpo del que hemos estado en cierto modo desconectados la mayor parte de nuestra vida.

El cambio es un proceso gradual que requiere tiempo. La parte fundamental de ese proceso radica en la voluntad de ser conscientes de nosotros mismos tanto tiempo como sea posible. Sin un interés en desarrollar esa capacidad, el cambio profundo, orgánico, no se llevará a cabo. Si aceptamos que una postura bien alineada y equilibrada es bella en su forma natural, ya no tendremos la necesidad de hacer ejercicio físico simplemente por tener una apariencia culturalmente impuesta y podremos relajarnos y aceptar nuestro propio cuerpo «ideal».

> «Cuando a una persona que siempre ha mantenido una postura de pecho hacia fuera... se le dice que no preste atención al pecho a fin de conseguir un reajuste corporal, siente que pierde algo de fuerza moral si lo hace... Las respuestas válidas a las nuevas sensaciones y la mejor coordinación de movimientos le aportarán nuevos hábitos o nuevos esquemas posturales que con el tiempo le harán sentirse mejor.»
>
> «El cuerpo pensante», *de Mabel Todd*

El significado de la verdadera salud estriba en la composición de un cuerpo ideal para cada persona, con la fuerza y la flexibilidad que resultan de la interacción de huesos, músculos y tejidos conectivos trabajando juntos de una manera natural, con una buena función cardiorrespiratoria, libre movilidad articulatoria, agilidad, equilibrio, coordinación y resistencia. Lo más importante para la salud es el libre fluir de la energía vital y una relajación fluida, incluso soportando diversos tipos de estrés. Si examinamos de cerca todas esas condiciones óptimas, nos resultará evidente que cada una de ellas está relacionada e influida en cierto modo por la alineación ósea.

Por otra parte, el significado de estar en forma no está tan claro. Los lingüistas tienen diferentes maneras de definir *estar en buena forma*: mientras unos lo definen como gozar de una completa salud, otros se refieren a ella como la fuerza física alcanzada a través del ejercicio. En general, hoy día la buena forma física se refiere más al rendimiento, a la medición de la capacidad funcional del individuo para cumplir con unos objetivos determinados. Si bien la salud refleja la ausencia de enfermedad, este significado de *buena forma física* no refleja eso necesariamente ni indica nada sobre la verdadera condición de la salud global. La salud es la condición subyacente de la totalidad del organismo, desde el estado del sistema cardiovascular y la elasticidad del diafragma a la capacidad de relajarse.

La forma física, atendiendo a su significado cultural actual, hace hincapié en el aspecto externo, fácilmente reconocible en unos músculos con una forma muy pronunciada. Hoy día, nadie probablemente diría «está en forma» refiriéndose a una persona con unos músculos blandos, flexibles, aunque esa persona posea una mayor salud global que alguien con unos músculos tremendamente desarrollados, de quien se diría que está «en plena forma».

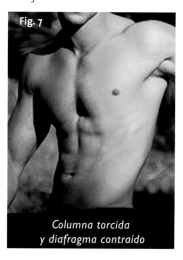

Fig. 7

Columna torcida
y diafragma contraído

La salud supone un corazón fuerte, la sangre fluyendo libremente por unos vasos sanguíneos limpios, una respiración relajada y eficaz, un sistema nervioso que se autorregula en el parasimpático y un buen estado general del organismo que pocas veces sucumbe a la enfermedad. El entrenamiento físico no promete ninguna de esas cosas, y, al menos en cuanto a lo que lo define comúnmente, no requiere que el sistema nervioso esté en una buena condición física. En realidad, el ejercicio puede contribuir a que las personas se sientan menos estresadas y más relajadas. Tanto el estrés como la imposibilidad de relajarse totalmente pueden afianzarse más profundamente en un cuerpo que manifieste un alto nivel de entrenamiento físico, en el que los músculos se acortan y tensan, la columna y la médula se compriman y tuercen repetidamente y se restringe la capacidad respiratoria del diafragma.

Una buena forma física genuina

Si tuviéramos que redefinir el significado de *estar en buena forma física*, habríamos de incluir:

- una columna vertebral óptimamente extendida;
- una musculatura elástica con el mínimo de tensión acumulada;
- unas articulaciones abiertas, con movilidad plena;
- una respiración relajada y natural;
- capacidad para relajarse total y profundamente.

De esta forma se manifiesta la verdadera forma física

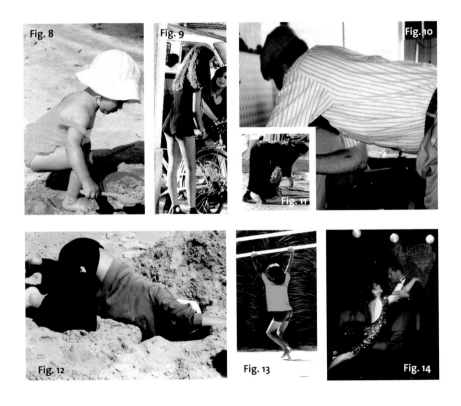

Fig. 8
Fig. 9
Fig. 10
Fig. 11
Fig. 12
Fig. 13
Fig. 14

En los últimos años se han hecho muy populares los estiramientos musculares enérgicos. Por lo general se entiende que el estiramiento es necesario para aliviar la rigidez muscular, mantenerse flexibles, evitar que las articulaciones se compriman y mejorar la amplitud de los movimientos. Lamentablemente, el tipo de flexibilidad que se consigue a partir de los estiramientos enérgicos requiere una repetición regular. La flexibilidad natural se consigue siempre como consecuencia de vivir en un cuerpo estructuralmente alineado. Si los huesos guardan una relación natural entre sí, los músculos se relajan y se liberan de tensiones y, por tanto, devienen intrínsecamente flexibles.

Se trata ésta de una idea difícil de aceptar. Una de las razones de ello es que son muchos los mensajes que nos llegan repetidamente acerca de los beneficios de hacer estiramientos. Otra es que estirarse sienta muy bien. Alargar las fibras musculares estirándose libera las tensiones acumuladas y ayuda a relajarse, por un tiempo.

Quizá ello contribuya a que los ejercicios de estiramiento sean hoy día tan populares, especialmente porque hay mucha gente que no tiene el cuerpo bien alineado. Los huesos mal alineados provocan que las tensiones se acumulen en unas fibras musculares crónicamente contracturadas y en el sistema fascial.

Los estiramientos son eficaces a corto plazo para aliviar las tensiones, pero a la larga pueden ocasionar un sobreestiramiento de ligamentos y tendones, excesiva movilidad en las articulaciones, desgarrones musculares y una dependencia continua de la necesidad de estirarse para poder sentirse bien. Si bien hay personas que trabajando sistemáticamente para desarrollar una mayor flexibilidad son capaces de realizar notables ejercicios, la flexibilidad extraordinaria no es una condición *sine qua non* para tener un cuerpo sano.

Un cuerpo alineado y bien equilibrado no necesita estar extremadamente fuerte ni flexible, tiene más que suficiente con realizar adecuadamente todas las actividades cotidianas. La fuerza y la flexibilidad natural se pueden mantener con muy poco esfuerzo hasta la vejez.

Los estiramientos son buenos para determinados propósitos terapéuticos, pero sólo si se realizan sin ningún esfuerzo y se practican de manera que se sigan las reglas motrices que determina nuestra estructura corporal. Estirarse es alargar las extremidades de las fibras musculares. Una vez los huesos están alineados, es mucho más ventajoso soltar y relajar la musculatura que no tensarla o estirarla. A largo plazo, la verdadera flexibilidad se logra sólo cuando el esqueleto está alineado naturalmente, lo cual permite que los músculos se relajen. Si los huesos no están alineados, la tensión vuelve a producirse de nuevo, y es necesario una vez más repetir todo el ciclo de estiramientos. Cuando intentamos estirar determinados músculos, como por ejemplo los tendones de la parte posterior del muslo (*véanse* las fotografías adjuntas), a menudo sacrificamos la integridad de la alineación espinal a la vez que adoptamos malos vicios posturales. La flexión natural requiere siempre que en primer lugar la pelvis rote sobre la cabeza del fémur (el hueso de la cadera), igual que hacen los niños. La relajación de los tendones del muslo se produce por sí sola cuando el cuerpo se va alineando él mismo con el tiempo, gradualmente, y empieza a moverse de un modo natural. Se trata de un enfoque diferente al de la flexibilidad impuesta de un modo activo, con la cual se realiza una resistencia que puede dar lugar a lesiones y dolores. (*Véase* «Cómo agacharse» en la parte III del libro.)

Fig. 15

Fig. 16

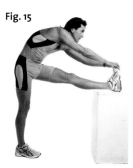
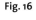
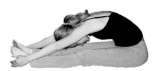

La verdadera flexibilidad se produce gracias a la capacidad de los huesos de relacionarse entre sí a través de las articulaciones, las cuales se mueven gracias a la elasticidad muscular natural; no a través del estiramiento indiscriminado de determinados músculos a expensas de la integridad de la columna.

Doblarse como un niño

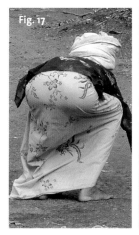
Fig. 17

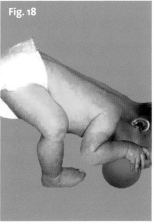
Fig. 18

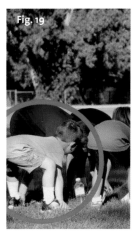
Fig. 19

Los niños se doblan girando la pelvis sobre la cabeza del fémur o hueso de la cadera, flexionando las rodillas y elevando el trasero. La columna la mantienen bien extendida. Como puede verse en la fotografía superior, no cuesta demasiado perder esa capacidad. Llevar la rabadilla hacia abajo, en vez de rotar la pelvis sobre la cabeza del fémur hace que la espalda se flexione de manera forzada y da lugar a diversas lesiones y dolores.

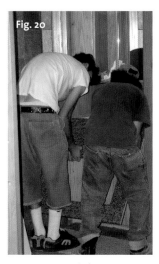
Fig. 20

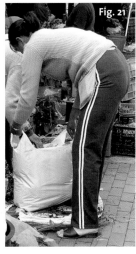
Fig. 21

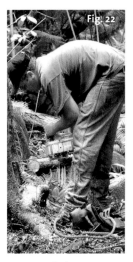
Fig. 22

¡Ay!   ¡Ay!   ¡Ay!

Mantenerse erguido y firme

Mantenerse bien erguido significa apoyarse en unas piernas fuertes que aportan todo el apoyo necesario. Sin unas piernas fuertes, el resto del cuerpo tiene que oponer resistencia, luchar contra su natural disposición a mantenerse por sí mismo.

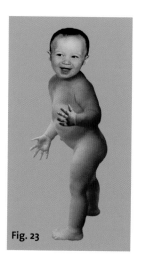

Fig. 23

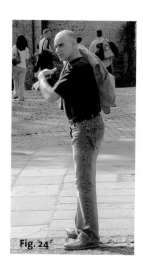

Fig. 24

El principal músculo de las nalgas (el glúteo mayor) funciona como parte de la pierna. Se trata del músculo más grande del cuerpo, por una buena razón. No sólo funciona como el principal extensor de la cadera, sino que también nos impulsa hacia delante cuando caminamos con los huesos bien alineados. Los glúteos intervienen también en el proceso de sentarse, levantarse, subir escaleras y doblarse. Por esa razón, las personas con un esqueleto bien alineado tienen unos glúteos bien desarrollados, altos y macizos. Las nalgas que parecen lisas o echadas hacia abajo manifiestan algo diferente, muestran una retroversión pélvica y un modo forzado de moverse.

El niño y el hombre de las fotos parecen mundos aparte: uno, joven y tierno; el otro, grande y fuerte. Sin embargo, a pesar de esas diferencias, tienen mucho en común. Ambos se apoyan en unas piernas fuertes que mantienen la pelvis en una posición neutra. Los dos tienen el vientre relajado, unos glúteos desarrollados y una caja torácica suspendida de sus enganches en la parte posterior de la columna. Tanto el niño como el hombre tienen la columna larga y extendida hasta el cuello y la cabeza bien colocada encima.

Estar erguido significa estar erguido

El ángulo del hueso del tórax (esternón) refleja el ángulo de la columna vertebral. Sosteniendo una varilla frente al esternón, sabremos si la columna está derecha o no. La primera fotografía muestra lo que la mayoría de nosotros entiende que es estar erguido. El ángulo del palo señala que la columna está inclinada hacia atrás como consecuencia de la inclinación hacia atrás de la caja torácica. Si miramos más de cerca, vemos que la rabadilla está hacia abajo y el pubis levantado, lo que indica que la pelvis también está girada hacia atrás. Ello se traduce en un acortamiento de la columna y en una tensión en los músculos de la espalda, especialmente de la zona posterior o zona lumbar.

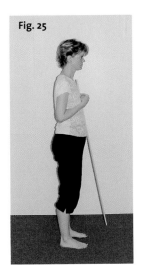

Fig. 25

Al principio puede llegar a desanimar el descubrir que, incluso con la columna recta, la cabeza puede quedar más delante de donde uno cree que debe estar. Con el tiempo, a medida que la extensión de la espalda se optimiza, la parte superior de la espalda y las vértebras cervicales se alargan y la cabeza vuelve gradualmente hacia atrás. Esto no se puede abreviar; echando el pecho hacia delante para que la cabeza vaya hacia atrás, da la sensación de estar bien erguido, pero ello origina que la columna se arquee hacia atrás y altera la verticalidad. Por eso es imprescindible empezar desde el suelo: pies, piernas, pelvis, caja torácica, hombros, cuello; cada una de estas partes bien apoyada en la de más abajo para dar el apoyo necesario que permite a los músculos circundantes estar relajados.

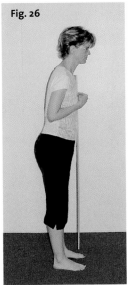

Fig. 26

Se requiere cierto tiempo para que los hábitos y patrones que han ido adquiriendo los músculos se replanteen después de todos esos años Hay cambios que precisan unos días; otros, meses; y otros, años. Todos ello merecen la pena.

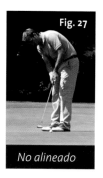

Fig. 27

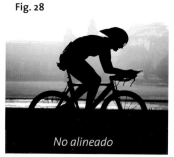

Fig. 28

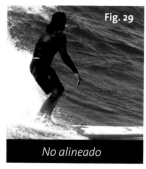

Fig. 29

No alineado

No alineado

No alineado

La mayoría de los deportes, desde el *footing* hasta el baloncesto o el ciclismo, ocasionan un gran estrés corporal si éste tiene que moverse fuera de su esquema natural. Hoy día, hay muchos atletas que tienen mucha más potencia muscular (en ocasiones, gracias a los asteroides) que años atrás. Muchos de ellos ganan competiciones basándose en un control forzado y un esfuerzo muscular. Sin embargo, no siempre es así. Existen notables ejemplos de deportistas (véanse notas finales) que establecen una relación continua con el movimiento natural de su cuerpo. Los que así lo hacen no son inmunes a las lesiones o al dolor, ni tampoco ello les garantiza alcanzar una medalla de oro o un trofeo; les permite realizar unos movimientos más eficaces, y apoyarse menos en el esfuerzo y la rigidez. Mantener una espalda bien extendida es primordial para librarse de las tensiones, achaques y dolores de las actividades deportivas.

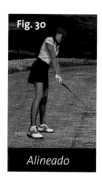

Fig. 30

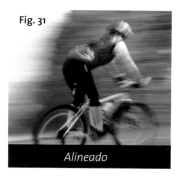

Fig. 31

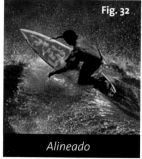

Fig. 32

Alineado

Alineado

Alineado

Actividad natural, no ejercicios artificiales

De los numerosos enfoques que se dan a la actividad y al ejercicio físico, los verdaderamente compatibles con el movimiento natural son algunas de las artes marciales que no son de combate, como el *qigong*, el *tai chi* y el *aikido*. Estas disciplinas se iniciaron hace miles de años, cuando la gente todavía guardaba una alineación natural. Los movimientos son lentos y ponen énfasis en la respiración, la consciencia, la fluidez energética y la alineación corporal. Si se tiene la fortuna de estar de antemano relajado y alineado, los movimientos sirven para reafirmar esos hábitos. Cuando el cuerpo no está alineado, son útiles para introducir pautas naturales de movilidad, siempre que se aprendan con un profesor que comprenda esos conceptos.

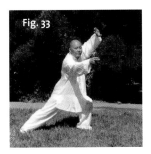
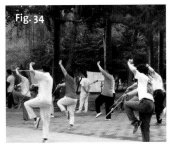
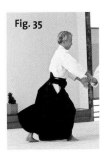

Deshacerse de hábitos posturales inútiles, a menudo requiere que nos ralenticemos, que nos olvidemos de la fijación de la fuerza muscular, que dirijamos la conciencia hacia nuestro interior y empecemos a fijarnos en el objetivo.

No todos los profesores de *aikido*, *qigong* o *tai chi* tienen unos cuerpos bien alineados. Es importante, pues, encontrar un maestro que esté bien formado en estas técnicas tradicionales y que sigan sus principios, no sólo en las lecciones que imparten, sino también en la manera que permanecen de pie, caminan, se flexionan o se sientan. Todo ello demuestra en gran manera la valía del profesor.

El yoga es un arte antiguo y también una ciencia vital que comprende dieta sana, meditación, vivir la vida con integridad y practicar los asanas o posturas de yoga. En Occidente, el yoga se centra básicamente en las diferentes posturas corporales, habiendo llegado a ser muy popular en los últimos años, en parte por sus características relajadoras. Muchas personas se benefician grandemente de la relajación y del desarrollo de la consciencia, gracias a la práctica del yoga; sin embargo, el yoga puede ocasionar problemas si se practica obviando los principios de la alineación natural, lo cual puede suponer un riesgo en cuanto a tirones y lesiones se refiere, así como la adopción de malos hábitos posturales. El yoga que se practica actualmente, con frecuencia hace hincapié en la consecución de posturas y objetivos que pueden impedir la experimentación de logros más profundos.

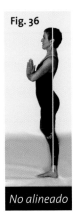

Fig. 36

No alineado

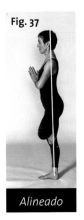

Fig. 37

Alineado

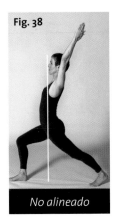

Fig. 38

No alineado

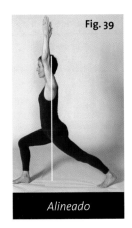

Fig. 39

Alineado

En estas fotografías, Jean Couch, quien ha desarrollado la técnica «yoga en equilibrio», nos muestra dos posturas yóguicas realizadas de ambas maneras: siguiendo la alineación natural y sin ésta. A menudo se practica el yoga con el cuerpo fuera de su eje central, forzando y arqueando la columna vertebral. Prácticamente todas las posturas del yoga pueden practicarse de un modo relajado que reafirma la alineación natural; cosa bien lógica si se tiene en cuenta que el yoga se practicaba originariamente en India, hace miles de años, siguiendo esa alineación.

Ayudar al cuerpo

Aquellos que se embarcan en un proceso gradual para liberarse de múltiples estratos tensionales y reorganizar su estructura, pueden encontrar un gran apoyo en la gran variedad de terapias existentes que les ayudarán a liberar tensiones y a planificar de nuevo su organismo. Así pues, pueden recurrir a técnicas como masajes, *rolfing*, quiropraxia, terapia de los puntos gatillo, liberación miofascial, técnica del equilibrio cero, terapia cráneo-sacral, terapias energéticas; entre otras, la acupuntura, el *reiki*, terapia del tacto, tacto curativo, sanación cuántica, etc. Entre las técnicas de reeducación y de movimiento se encuentran el método Alexander, Feldenkrais y Aston Patterning. Algunas de ellas combinan diversos aspectos del contacto y del movimiento. Existen

Kathleen Porter

muchas otras técnicas y, en manos de un buen profesional, todas pueden ser útiles, ya sea en mayor o menor medida, a la hora de ayudar a eliminar tensiones del cuerpo y de modo gradual retornar a la estructura natural de éste.

Veremos brevemente tres de estas disciplinas que son particularmente beneficiosas para llegar a estar bien alineados de un modo natural y las tres juntas combinan importantes elementos relacionados con ese proceso.

El *rolfing* o integración estructural es una técnica de manipulación del tejido conjuntivo que consigue unos resultados extraordinarios ayudando al cuerpo a moverse de un modo natural alineado con la gravedad. Desarrollado por la doctora Ida Rolf, el *rolfing* tiene como objetivo básico reorganizar la relación del cuerpo con la gravedad y el eje central. Esta técnica, si bien no es un ingrediente esencial para realinearse, sirve de complemento para acelerar ese proceso, siempre que vaya acompañado por un terapeuta con gran sensibilidad táctil. Finalmente, nada puede hacer que el cuerpo retorne a su auténtica alineación a excepción de la directa consciencia de la persona hacia ese cambio. El *rolfing* puede ser un importante catalizador y sostén para realizar ese cambio. (Más información en el apéndice.)

La terapia del equilibrio es una técnica completa y eficaz para la educación del movimiento corporal que dota de las herramientas necesarias para saber vivir en un cuerpo relajado y alineado. En ella se ofrecen unas directrices específicas y precisas para sentarse, permanecer de pie, inclinarse, caminar, levantar y llevar peso e incluso dormir de una manera alineada y natural. Las personas descubren que pueden aliviar sus dolores y molestias en diferentes zonas corporales con tan sólo alinear el esqueleto con su eje natural en todas las actividades que realicen. Esta terapia se basa en el examen de la estructura corporal y está muy en consonancia con todo lo que se detalla al respecto en este libro. El equilibrio aporta las herramientas concretas para hacer uso de esta información en la vida diaria. La guía de la segunda parte del libro se basa en el innovador trabajo de Jean Couch, creadora y fundadora del Balance Center (más información en el apéndice).

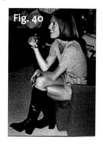

Fig. 40

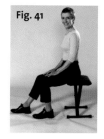

Fig. 41

La meditación consciente desarrolla la consciencia interior por medio de la práctica de la atención en aquello que se está experimentando en cada momento. Si se cultiva la capacidad de experimentar conscientemente el momento que se está viviendo, se profundiza en la consciencia. Se trata de un proceso de investigación en el que se observa la experiencia sin juzgarla, en el momento en que tiene lugar y mientras se participa en ella. La meditación mejora sabiendo cómo sentarse de una manera natural, pues la energía fluye más libremente cuando el cuerpo está alineado. La postura física afecta a su vez al estado mental, y las personas que meditan descubren que sentarse de manera alineada mejora enormemente la práctica de la meditación. Entre los numerosos beneficios que comporta la meditación consciente está la capacidad de centrarse en los detalles más precisos de la alineación corporal, así como la oportunidad de desarrollar una mayor consciencia, ingrediente éste fundamental para aprender a dirigir la atención de un modo continuo y consciente hacia la propia estructura.

Sentarse bien

Una de las primeras cosas que aprenden a hacer los niños por ellos mismos después de tambalearse es sentarse. Cuando se sientan, no se apoyan en unos abdominales fuertes o en los músculos dorsales –en realidad los bebés en esta etapa son bastante «blanditos»–, sino que aprender a sentarse sobre los huesos de las nalgas. Una vez han descubierto esto, la pelvis les proporciona el soporte de una columna extendida que se mantiene por sí misma erguida, con la cabeza delicadamente equilibrada en su parte superior. Todos los niños sanos descubren por sí mismos ese sólido asiento. Están magníficamente arraigados por medio de los isquiones o huesos de las nalgas, el suelo pélvico es suave, no contraído, y los músculos, sobre todo los del vientre, están cómodamente relajados.

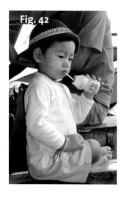 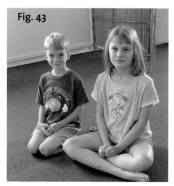 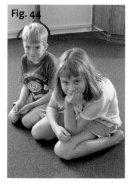

Fig. 42   Fig. 43   Fig. 44

Los niños que se sientan bien durante toda la infancia tienen más posibilidades de disfrutar de las ventajas de una fortaleza natural y una movilidad grácil que les acompañará durante los años venideros. Un niño que pierde esa manera de sentarse –algo que cada vez más sucede a edad más temprana–, se embarca ya en un viaje a una vejez acelerada (véase «Cómo sentarse», en la tercera parte del libro).

El apoyo para levantar, acarrear o empujar un peso

Cuando uno habita un cuerpo alineado, los músculos más profundos cuentan con una tonicidad natural y firmeza sin que se produzcan contracciones. Como los músculos abdominales no sufren tensión crónica, el corsé de los abdominales transversos puede realizar plenamente su labor de apoyo.

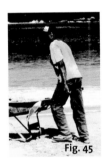
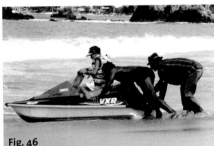
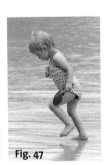

Fig. 45   Fig. 46   Fig. 47

Levantar, cargar y empujar pesos son acciones que a veces requieren una mayor estabilidad y fuerza interna que cualquier actividad ordinaria. Existen unos pasos determinados para dar más soporte a la espalda y a la columna a la hora de realizar un esfuerzo físico extraordinario.

Apoyarse o inclinarse es algo que no requiere esfuerzo en personas con el cuerpo bien alineado. Para el resto de nosotros, las siguientes instrucciones nos ayudarán a localizar y aislar estas acciones.

Sople como si fuera a apagar una vela, o tosa varias veces.

Observe la sensación de presión en el tronco, se trata de la activación del músculo abdominal transverso. Compruebe si puede activar ese músculo sin soplar o toser; tiene una capacidad clara de soporte, como la del movimiento intestinal o la del parto.

Una vez que uno sabe el modo de aislar esa acción muscular, puede protegerse en el momento de levantar o empujar un peso maximizando la fuerza interna con la fuerza natural de brazos y piernas.

Las personas que tienen un cuerpo alineado pueden realizar muchas tareas físicas sin tener demasiada fuerza muscular. Tengamos el tipo corporal que tengamos, no interfiere con el poder realizar esas tareas. Podemos ser pequeños y delgados, o altos y robustos. El éxito de las tareas que se quieren realizar depende de la fuerza que se obtiene de la relación entre unos músculos flexibles, unos huesos bien alineados y una gran estabilidad interna. Sin esas cualidades, se somete al cuerpo a un trabajo excesivo, con grandes esfuerzos y tensiones musculares.

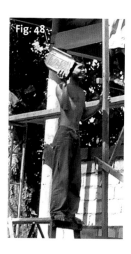
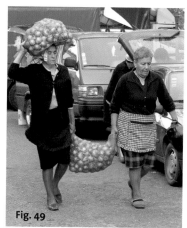
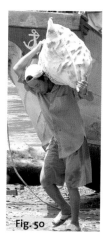

Fig. 48

Fig. 49

Fig. 50

Un buen apoyo, ya sea realizado de modo natural o ejerciendo un trabajo consciente, estabiliza el eje central y evita que, al cargar, levantar o empujar objetos pesados, podamos lastimarnos.

Con la práctica, se podrá apuntalar bien el cuerpo manteniendo a la vez el vientre relajado, sin interferir en la respiración natural.

Capítulo once

Consecuencias para la salud.
¿Una nueva receta para el futuro?

¿Algo tan simple como la rotación crónica hacia atrás de la pelvis, que da lugar a la inevitable compresión de la columna vertebral, desempeña realmente un papel determinante en el desarrollo de ciertas dolencias y enfermedades? Los consejos que se dan hoy día para mantener una buena salud se centran principalmente en tres factores básicos: dieta, control del estrés y ejercicio físico. Pero se pasa por alto la alineación de los músculos, huesos y órganos y la manera en que están diseñados para funcionar de un modo fluido y solvente. Puesto que cada ser humano es un mecanismo integrado y autorregulador que funciona por medio de la interacción de todos los sistemas corporales, la mala alineación de la estructura ósea, unas partes móviles desajustadas, como los temporizadores del motor de un coche, pueden echar a perder un correcto funcionamiento y acarrear problemas o fallos más graves.

Hasta ahora, la alineación y la salud no se habían hecho coincidir como tema que investigar. El malentendido acerca de la manera en que nuestros cuerpos están diseñados para funcionar, además de la creencia errónea de que necesitamos fuerza muscular para sostenernos, está tan extendido que puede ser peligroso. Esa falsa idea obstaculiza la búsqueda de la pieza clave de un puzle que ayude a explicar qué constituye la buena salud.

Una buena salud es igual a un normal funcionamiento, ni más, ni menos. Si bien el término *normal* puede a veces referirse a unos estándares culturales, en lo referente a la salud significa aquello que es innato y biológico; en otras palabras, «natural». Así venimos al mundo, y eso es lo que hace desarrollarnos. Si la normalidad se altera, nuestra salud y bienestar pueden alterarse.

Entre los ingredientes esenciales de la buena salud están aire limpio, agua, alimentos nutritivos y capacidad para relajarse y sentirse seguro la mayor parte del tiempo. Aunque hay ciertos factores determinantes que

escapan a nuestro control –problemas congénitos, enfermedades, acciden-
tes, catástrofes naturales, etc.–, hay otras muchas cosas que sí podemos
mejorar. Por lo general, la falta de aire limpio o de agua, una mala dieta y
ciertas condiciones ambientales que nos debilitan son condiciones creadas
por el ser humano. Las malas posturas corporales son también una de esas
condiciones antropogénicas.

> *La creciente popularidad del enfoque integral de la medicina se deriva del in-*
> *terés por una medicina que promueva la salud, y no por tratar las enfermeda-*
> *des. Esto es especialmente cierto en el caso de millones de personas que com-*
> *baten enfermedades sin una causa clara y definida y con remedios ineficaces.*

Los casos de los que se tiene conocimiento indican que hay una importante
relación entre la alineación ósea y la salud y reafirman los principios básicos
en los que se basa la medicina tradicional:

El cuerpo humano es un complejo, simétrico, autorregulador e interde-
pendiente proceso de sistemas cuyo estado normal es la homeostasis, es
decir, la buena salud.

- ¿Puede ser la OSTEOARTRITIS, en algunos casos, el resultado de unos
  hábitos antinaturales y persistentes que provocan la compresión continua y el desgaste de las articulaciones? ¿Podría evitarse la osteoartritis en algunos casos y mejorar en otros si la gente supiera cómo
  mantener las articulaciones abiertas y con libertad de movimientos?

La osteoartritis se caracteriza por la degeneración e inflamación de una o
más articulaciones, y además es una de las causas más comunes de discapa-
citación y tratamiento quirúrgico. Los síntomas pueden ser leves o extremadamente dolorosos. A veces se le denomina artritis de «desgaste», y se cree
por lo general que en algunas personas es una consecuencia inevitable del
envejecimiento, mientras que para otras es el resultado de un uso excesivo
de las articulaciones en el curso de ciertas actividades.

Dado que la mala alineación estructural y un estrés continuo sobre las
articulaciones puede contribuir a la osteoartritis, puede ser de ayuda enfatizar en la alineación ósea la redistribución del peso corporal y el realizar
unos movimientos o ejercicios determinados que estimulen la «abertura» y

la creación de espacio entre las articulaciones afectadas. Hay personas que, ciertamente, han encontrado alivio sintomático cambiando su forma se sentarse, caminar y moverse en general.

- ¿Es la HERNIA DISCAL, en muchos casos, el resultado de la compresión crónica a causa de una incorrecta alineación postural de ciertos segmentos comprendidos entre la columna cervical, torácica o lumbar? Sería razonable pensar que hubiera personas que encontraran la manera de evitarlo o que otras aprendieran a realinear la columna para aliviar los síntomas de la dolencia.

La definición de *hernia discal* puede ser un tanto confusa pues a veces se utilizan otros términos para referirse a ella: *ruptura de disco, disco desplazado, pinzamiento del nervio, ciática, profusión discal, degeneración discal,* etc. Al realizar el diagnóstico, la profesión médica suele utilizar diferentes términos, de modo que la evaluación no siempre es muy clara.

El disco herniado sobresale de su envuelta fibrosa natural, y a veces afecta al nervio. Un disco roto es un caso extremo en el que su núcleo se desplaza de las paredes discales y se filtra en el canal espinal. La causa puede ser un trauma físico, pero es mucho más frecuente que se origine por ciertos hábitos posturales que ejercen una presión continua en uno o más discos por medio del continuo desplome de la estructura vertebral.

No todas las hernias discales producen dolor, y algunas de ellas pueden reponerse por sí solas. Estudios realizados revelan que la columna vertebral se alarga durante el periodo de sueño de algunos individuos, debido supuestamente al incremento del contenido de agua en los discos cuando la presión vertebral se ve reducida en la posición horizontal. Visto así, el disco puede compararse a una esponja que se hincha con el agua. Al escurrirse y secarse, se queda plano y quebradizo; finalmente, se desmigaja y deshace. A veces los discos se deterioran hasta tal punto que ya no pueden deshidratarse, lo que puede ocasionar que las vértebras se friccionen y sobrevenga el dolor.

Aprender a estirar la columna estando sentado, de pie y realizando las diversas actividades cotidianas parece ser una manera obvia de abordar este problema, tanto en términos de prevención como de tratamiento.

- ¿Puede la OSTEOPOROSIS, aunque sea en menor medida, deberse a unos hábitos posturales favorecedores de ciertas dolencias que pueden llevar a que algunas personas sean más susceptibles que otras a la pérdida de masa ósea?

La osteoporosis es una enfermedad bastante común en la que se da una gran pérdida de masa ósea, lo que lleva a las personas a correr un riesgo cada vez mayor de fracturas y a una deformación generalizada de la columna vertebral. A menudo, la pérdida de la masa ósea no se diagnostica, a menos que se haya pasado por una densitometría o se haya tenido más de una fractura. Entre la población de mayor edad, en la que la osteoporosis es especialmente frecuente, el riesgo de sufrir fractura de cadera o de vértebras es muy alto. A medida que avanza la enfermedad, sobrevienen una serie de fracturas, a veces imperceptibles, que llevan al gradual derrumbamiento de la columna y normalmente a una curvatura de la parte superior de la espalda, referida habitualmente como «joroba o chepa de viuda». Hay muchas más mujeres que hombres que sufren osteoporosis, aunque se estima que en la actualidad hay unos dos millones de hombres diagnosticados con esta dolencia y muchos más corren el riesgo de sufrirla.

Entre las causas de osteoporosis generalmente aceptadas están:

- predisposición genética;
- ingesta insuficiente de calcio;
- mala absorción de calcio;
- falta de ejercicio físico;
- cambios hormonales.

Apenas parece mencionarse, si es que alguna vez lo ha hecho alguien, la posibilidad de que los hábitos posturales contribuyan de algún modo, por pequeño que éste sea, a desarrollar osteoporosis. Sin embargo, aunque parezca mentira, hay indicaciones de que al menos algunas personas con esta enfermedad comparten ciertas anomalías posturales. La observación de personas que están en una fase avanzada de osteoporosis (con una pronunciada curva cifótica) ha puesto de manifiesto que éstas también muestran una pronunciada rotación hacia atrás de la pelvis, lo cual impide que la columna se sostenga por sí misma. Esto nos lleva a la cuestión de qué tuvo lugar primero: si la rotación retrógrada de la pelvis o el colapso de la columna sobre ella. ¿Se debe la progresión de esta enfermedad a factores independientes a la alineación habitual del esqueleto y a otros factores como la falta de calcio? Puede ser. Mientras no se realice una investigación dirigida a concretar si la alineación postural es un factor contribuyente al desarrollo de la osteoporosis, se trata de una cuestión que requiere un examen adecuado.

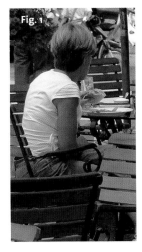
Fig. 1

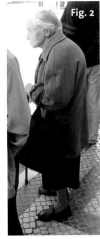
Fig. 2

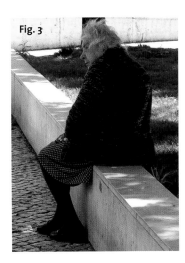
Fig. 3

Las causas de la osteoporosis no se conocen. Si bien parece haber una estrecha relación entre el desarrollo de esta enfermedad y aquello que comemos –ingestión de calcio, vitamina D, magneso y determinadas clases de proteína–, el ejercicio físico se considera también importante. Curiosamente, *el modo* en que los huesos soportan el peso, si con unos huesos bien alineados o no, no se ha tenido demasiado en cuenta. Con el paso del tiempo, cabe imaginar que ello pueda desempeñar un importante papel.

El examen de los hábitos posturales en las personas que desarrollan una osteoporosis puede llevar a una nueva concepción de cómo los diversos factores pueden interrelacionarse. Se han llevado a cabo diversos estudios comparativos de la osteoporosis en diferentes culturas, poniendo énfasis principalmente en la dieta y el estilo de vida, pero no se han considerado los hábitos estructurales de apoyo. Las investigaciones acerca de la densidad ósea y los hábitos posturales de personas diagnosticada con osteopenia (condición precursora de la pérdida de masa ósea) podrían revelar que la adopción de nuevos hábitos posturales desempeña un papel importante en la prevención de esta enfermedad.

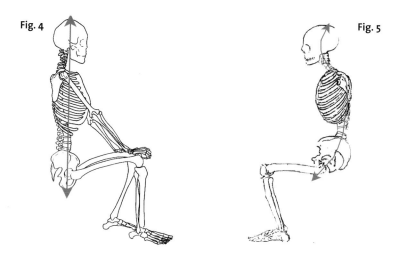

Fig. 4   Fig. 5

- ¿Desempeña la alineación del esqueleto algún papel, ya sea grande o pequeño, en otras dolencias musculoesqueléticas, como la CIFOSIS, la LORDOSIS y otros problemas de la espalda como la ESPONDILOSIS?

Cifosis es el nombre que se da a la excesiva curvatura convexa de la columna dorsal, o parte superior de la espalda. La *lordosis*, normalmente llamada «lomo hundido», es la excesiva curvatura cóncava de la columna lumbar. La espondilosis es la osteoartritis de la columna y sus articulaciones. Todas estas dolencias pueden ocasionar diferentes grados de dolor y malestar, así como un envejecimiento precoz. En un estudio de la literatura referida a estos temas no parece haber causas determinadas, lo cual resulta decepcionante, no sólo para las personas que sufren sino para los médicos que las tratan, quienes con frecuencia no saben cómo afrontarlas de otro modo que no sea la medicación o la cirugía.

Hay personas que «lo han intentado todo» y han encontrado maneras para librarse del dolor por sí mismas dirigiendo su atención al modo en que habitan en sus cuerpos y aprendiendo métodos para liberar la tensión y el dolor desde su interior. Aquellos que han descubierto que ese enfoque les va bien, se sorprenderán al saber que apenas se ha investigado sobre la relación que hay entre la alineación del esqueleto y el dolor de espalda.

Si bien puede parecer lógica la relación entre la alineación ósea y las dolencias del sistema musculoesquelético, existen otras enfermedades —especialmente las que tienen que ver con disfunciones del sistema nervioso, cardiovascular y respiratorio—, que no parecen guardar esa relación. Sin embargo, un examen más detallado revela que hay diversas vías en las que el alineamiento del individuo puede afectar al buen funcionamiento de otros sistemas del organismo.

- La alineación del esqueleto influye en cierto modo en determinados TRASTORNOS RESPIRATORIOS, según las fibras musculares del diafragma estén o no configuradas de una manera natural o estén retorcidas. Esto puede afectar a la capacidad del diafragma de contraerse y relajarse de un modo natural y eficaz. Si se tiene en cuenta que cada vez son mayores las pruebas de que el síndrome de hiperventilación crónica desempeña un papel destacado en los trastornos relacionados con el estrés, tales como la ansiedad y los ataques de pánico, a la vez que mimetizan los síntomas de dolores de pecho y ataques de corazón, es fundamental investigar en este campo.

El estrés mata. Y lo hace desencadenando el dominio del sistema nervioso simpático y obstaculizando la capacidad del sistema inmune para prevenir las infecciones y las enfermedades. Desde una perspectiva meramente científica no está claro qué papel puede desempeñar la alineación ósea, si es que desempeña alguno, en el estrés crónico del sistema nervioso. Este tipo de relación, si se demostrara, se daría por medio de la deformación y la compresión de la médula espinal, como sucede en el típico colapso y deformación del esqueleto, o, de modo inverso, «empujándose y sujetándose» uno mismo hacia arriba.

> La tensión resultante que se experimenta a lo largo de la columna puede actuar a modo de «interruptor» que, en algunas personas, queda constantemente presionado y deja accionado el sistema nervioso en «on». Según parece, este estado de baja alerta permanente es en el que muchas personas están la mayor parte del tiempo. Parte de esa alarma nerviosa puede muy bien deberse a algo tan simple como la posición de los huesos.

Los investigadores limitan sus observaciones a otras personas y no realizan en primera persona sus experimentos; por tanto, hay ciertos detalles que sólo se descubren con la experimentación directa y nunca llegan a ser objetos dignos de examen. Sin embargo, cualquier persona puede experimentar esa tensión a lo largo de la columna, simplemente tiene que meter hacia dentro la rabadilla, meter tripa, sacar pecho y levantar la barbilla. Esto desencadena la respuesta de «lucha o huida»: detención de la respiración e incremento del estado de tensión y alerta.

Las personas que aprenden a mantener la espalda bien recta y firme descubren que ello les aporta un gran alivio. Finalmente pueden relajarse y dejar de funcionar de una manera tan dura. Con la respuesta de la relajación, uno puede llegar a sentir que el sistema nervioso parasimpático fluye, el vientre se relaja, el pecho se coloca y los pulmones parecen «respirar por ellos mismos».

- ¿Pudiera ser que la alineación ósea desempeñara tal papel en la salud global del SISTEMA CARDIOVASCULAR que, en cierto modo, determinara que las venas y las arterias estuvieran totalmente abiertas –como diminutas mangueras– o que se plegaran o estrecharan debido a una postura hiperextendida o, por el contrario, contraída?

A las personas que sufren presión arterial alta u otras dolencias cardiovasculares se les advierte de que deben vigilar la ingesta de grasas y de colesterol, hacer alguna actividad física y, a veces, tomar fármacos para controlar la tensión sanguínea. Casi nunca se tiene en cuenta la alineación estructural del paciente, en cuanto al efecto que ésta puede tener en una buena circulación sanguínea, a través de las venas y las arterias, que aporte oxígeno y nutrientes a las células y elimine de éstas los productos de desecho y las toxinas. Si bien no hay pruebas de que esto sea así, ¿podría suceder que la placa se acumulara –como el cieno se acumula en las cañerías– en las zonas arteriales constreñidas de manera crónica debido a una mala postura?

¿Podría suceder que algo mecánicamente tan sencillo como los componentes estructurales del cuerpo desempeñaran –además de otros factores clave, como la herencia, la dieta, el estrés y el estilo de vida– un papel importante en cuanto a establecer unas condiciones de salud global del organismo? ¿Representa la alineación estructural el papel de instrumento bien afinado, en una gran orquesta que ejecuta una obra conjunta de sistemas orgánicos de manera fluida?

Capítulo doce
Más allá de lo físico.
Encontrar la paz en el interior

Aprender la mecánica del diseño del cuerpo humano y aplicársela uno mismo puede abrir otras posibilidades más allá de los aspectos físicos que participan en ella. La alineación natural es además un lugar, una cualidad del ser en la que uno se relaja. Se puede experimentar física, mental, emocional y espiritualmente y llega como un reconocimiento, un hogar de acogida a lo innato e inmutable. Da acceso a la esencia de quiénes y qué somos.

Para reconocer ese lugar, debemos llevar nuestra atención hacia el interior, bajo la piel, e invocar un proceso de descubrimiento a través de la atención consciente. Aunque podamos encontrar apoyo y aliento en otros que están haciendo o han hecho lo mismo, nadie más puede hacerlo por nosotros, en nosotros o para nosotros. Se trata estrictamente de un acto solitario. Finalmente, depende de cada uno de nosotros, si optamos por ello, descubrir lo que significa ser humano momento a momento.

No es algo fácil de hacer, pues ser conscientes de la experiencia que se vive significa encontrarse con la tensión y el dolor, físicos y no físicos.

Casi todo el mundo suele evitar cualquier cosa que suponga sentirse incómodo. Deseamos sentir dicha, no tristeza; seguridad, no miedo; placidez, no dolor; la mayoría de nosotros haría cualquier cosa por conseguir lo primero y evitar lo segundo.

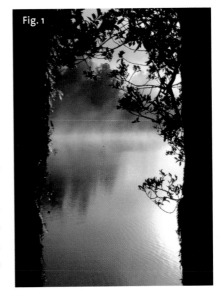

Fig. 1

Leemos un libro, vemos la televisión, vamos al cine, trabajamos mucho, llamamos a un amigo, tenemos vacaciones, abrimos una cerveza, nos tomamos un aperitivo, vamos de compras, nos metemos en Internet, echamos una cabezadita, miramos más televisión, nos tomamos otro aperitivo... Ninguna de esas actividades es errónea o mala. Son actividades cotidianas, normales que todo el mundo debe poder disfrutar; el problema aparece cuando encadenamos una detrás de otra, hasta el punto de que nos volvemos incapaces de discernir de modo consciente entre lo que es un ser humano y un robot. Con frecuencia ignoramos que algunas de las estrategias que utilizamos para evitar la tensión y el dolor son precisamente las que nos causan esas molestias.

En muchos casos, evitar el dolor conduce tan sólo a más dolor, ya sea mental, emocional o físico. El dolor es una señal, una llamada de atención de la que comúnmente huimos o a la que evitamos. Tenemos la esperanza de que desaparezca, por ello nos ocupamos de mantener la mente en otro asunto. A veces, podemos escondernos indefinidamente, pero generalmente sólo es cuestión de tiempo que el dolor retorne. Una manera eficaz de controlar esta situación es la de desarrollar una mayor conciencia por medio de la práctica de la atención consciente. Se trata tan sólo de estar atentos a la experiencia que se está viviendo en un proceso continuo de investigación y de descubrimiento. Es observar la experiencia mientras ésta tiene lugar y participar en ella sin emitir ningún juicio.

Sin embargo, no es suficiente decidir ser más conscientes, como enseguida percibe todo aquel que intenta ponerlo en práctica. La consciencia sólo puede lograrse en cada momento, y al principio, con mucha frecuencia, se pierde enseguida.

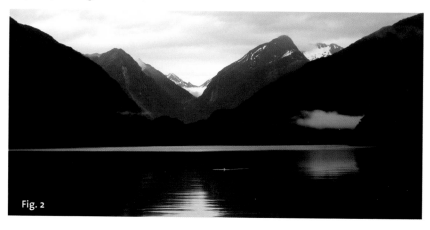

Fig. 2

Kathleen Porter

La meditación consciente es una disciplina específica pensada, en parte, para ayudar a la mente a ser consciente. Puede que la conciencia se evada, por haber pasado años sin focalizar la mente de ese modo. Cuando nos esforzamos en prestar atención a los movimientos respiratorios o a las sensaciones de nuestro cuerpo, en un momento u otro nuestra mente vuelve a vagar de nuevo. El intento de prestar atención dura muy poco. Lo volvemos a intentar, volvemos a fallar en ello, y entonces decidimos que tenemos una mente demasiado activa y abandonamos la empresa.

Pero, si no cejamos, si volvemos una y otra vez a centrarnos en la respiración, al cabo de un tiempo empezaremos a desarrollar voluntad, una cualidad que necesitaremos para esta práctica. Se ha probado que la meditación consciente es muy efectiva para reducir el estrés y mejorar la salud hasta el punto de que se ha incorporado con éxito en cientos de programas hospitalarios de Estados Unidos. En cuanto al aspecto físico, funciona especialmente bajando el volumen del aspecto simpático del sistema nervioso a la vez que permite que el aspecto parasimpático (respuesta de relajación) desempeñe un papel más equilibrado.

> *Centrar la atención en cualquiera de los detalles que conforman la alineación natural –la posición de las tres ruedas, la extensión de toda la columna, que el vientre esté relajado–, puede ser una herramienta accesible y concreta para mantener la consciencia en el momento presente.*

Buenas noticias y malas noticias

Ocuparse uno mismo de cambiar la relación con el cuerpo que habita comporta buenas y malas noticias. La mala noticia es que, a partir de ese momento y para siempre, uno tiene que ser consciente. La buena noticia es que, a partir de ese momento y para siempre, ¡uno tiene que ser consciente! Tomar consciencia de la manera en que uno se sienta, se levanta, se inclina, camina, respira, se tensa, se relaja –atención, atención atención–, es una de las tareas más difíciles y retadoras con las que uno puede encontrarse. Esta disciplina aporta a un mismo tiempo unos beneficios que compensan con creces las dificultades de los inicios. Son muchas las personas que señalan cambios positivos, entre ellos una mejor salud y una mayor paz mental.

Si bien la práctica regular de la meditación consciente no es un requisito obligado para reaprender a alinearse de manera natural, constituye una calidad de vida esencial. En realidad, aprender a alinear el esqueleto es, ya en sí, practicar la meditación consciente. La triste o alegre verdad, según se mire, es que la meditación consciente no tiene término medio. Se es consciente en un momento dado, o no se es. O bien uno es consciente del modo en que está sentado (o erguido, caminando, respirando, etc.), o no lo es.

> *En este interminable proceso de recordar y luego olvidar estar presentes, está nuestra voluntad para empezar –una y otra y otra vez–, y simplemente ser conscientes, sin juicio alguno, de que forma parte clave de esta disciplina.*

Juzgarnos a nosotros mismos sólo crea más tensión. Dejar atrás los juicios se traduce en dejar atrás las tensiones, físicas y no físicas, que nos aprisionan y nos impiden conocer lo que es la paz. Cuanto más tranquilos y presentes lleguemos a estar, más conscientes seremos de cada pensamiento, cada emoción, y cada acción que nos produzca tensión.

Es fácil de entender que la manera de llegar a cierto nivel de comprensión es la de transcender a un cuerpo que generalmente se considera un tanto mundano, prosaico, burdo, incluso a veces repulsivo y, aparte de todo ello, que causa dolor. Sin embargo, cualquier camino legítimo hacia una existencia más elevada y espiritual es el que conduce a la introspección, hacia el interior del cuerpo, no fuera de él.

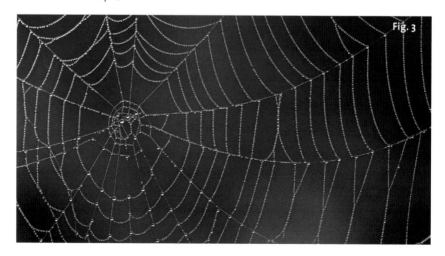

Fig. 3

En un principio, al menos, no es que yo tenga un cuerpo, sino que yo soy un cuerpo. Ésta es la realidad de la existencia de cada uno en el tiempo y en el espacio.

Cuando uno se encuentra de lleno con el problema es cuando identifica su cuerpo como una entidad singular y desconectada que le define como un ser independiente. Puesto que cada uno es un cuerpo, prácticamente todo el mundo tiene la oportunidad de habitar ese cuerpo de modo consciente dentro de la ordinaria confusión de la vida diaria. Al hacerlo, descubriremos que después de todo no somos tan diferentes.

Es en este cuerpo donde se vive la vida. ¿Cómo podríamos saber que estamos tristes si nunca no hubiéramos sentido tristes? ¿Y dichosos? ¿Y cansados? Cada vez que nos enojamos, sabemos sin lugar a dudas que la rabia es ante todo y en primer lugar una experiencia física. Y aunque puede ser un pensamiento el que desencadene cierta emoción, la emoción es algo que se siente, lo que llamamos un *sentimiento*.

Cuando huimos de los sentimientos, cuando estamos demasiado ocupados y preocupados para incluso saber cuáles son, perdemos la oportunidad de vivir una vida plena, ya haya momentos de felicidad, pena, dolor, placer o serenidad. Nuestra transformación –del dolor a la ausencia de éste (o al menos a sentirlo menos) y de la agitación a la placidez– proviene del cuerpo, no de fuera de él.

Algo tan simple como alinearse uno mismo o sentir el movimiento de la respiración llega a ser una herramienta primordial para fijar nuestra atención en ese preciso momento, sin que importe lo que esté sucediendo a nuestro alrededor. Cuánto más investiguemos y más descubramos sobre lo que significa una alineación natural, más conectaremos con ella y despertaremos a nuestros pensamientos y deseos, a nuestras sensaciones físicas y a todas las posibilidades de experimentar que encierran.

En esos relajados momentos de la meditación consciente sentiremos lo que realmente está sucediendo en nuestro alrededor y a través de nosotros; no es el cuerpo el que trasciende sino la separación de cuerpo, mente y espíritu. «El poder del ahora» es un concepto que ha causado recientemente un grandísimo interés gracias a la popularidad de un libro titulado así (*véanse* notas al final).

Habitar el cuerpo de una manera consciente, de lo cual forma parte primordial la consciencia del apoyo que aporta la alineación del esqueleto, es el poder del ahora.

El cuerpo como metáfora

Las palabras estimulan la imaginación y aportan imágenes mentales. Las palabras «está henchido de sí mismo» hacen pensar en alguien que está sacando pecho y con una presencia enérgica concentrada en la parte frontal de su cuerpo (con las ruedas de la cabeza y la caja torácica rotadas hacia atrás). Se trata de una imagen muy diferente a la que nos imaginamos de alguien descrito como falto de carácter, sin fuerza, pusilánime (con la rueda torácica rotada hacia delante y la pélvica hacia atrás). Hay quien puede tener dolores en el cuello debido a haberse tragado un sable, a estar subido a un pedestal de barro, a no dar pie con bola, a ir con el trasero encogido (con la rueda pélvica rotada hacia atrás) y a cerrarse en banda. Y no es lo mismo que tener la cabeza en las nubes y, por consiguiente, no tener dónde caerse muerto. No sólo son expresiones meramente verbales, sino que además son ventanas abiertas al cuerpo que dejan entrever aspectos emocionales y psicológicos del ser humano.

Lo más probable es que uno dé una imagen muy diferente cuando se siente deprimido y «en baja forma» que cuando está animadísimo y «con marcha». Una vez más es en el equilibrio y la serenidad –ni muy excitados ni muy alicaídos, sino centrados–, en el que los huesos se alinean y la energía fluye calmadamente. La innata energía que subyace en el interior de nuestro ser, y que se manifiesta como un torrente interminable de consciencia en cualquier situación, o bien fluye libremente o se queda empantanada en algún lugar. Nuestra alineación ósea desempeña un papel primordial a la hora de establecer las condiciones que facilitan nuestra capacidad para participar en ese flujo energético.

Actores experimentados saben jugar con detalles sutiles de la alineación ósea para crear los personajes que encarnan temporalmente. La persona que es engreída y mira a los demás por encima del hombro, es arrogante y tiene una actitud de condescendencia. Va con la barbilla levantada, algo que le hace ver su nariz en primer lugar. Esto hace, físicamente, que se cree una compresión en la zona cervical y se tensen los músculos del cuello, interrumpiéndose de este modo el fluir de la energía y causando bloqueos y contracturas.

Claro está que hemos de tener cuidado, no caer en burdas generalizaciones que simplifiquen cosas que pueden ir más allá de nuestra comprensión. Hay muchos más factores que contribuyen a la totalidad de nuestro bienestar físico y emocional. Por supuesto, habrá muchas personas con la barbilla levantada que no tengan una actitud condescendiente; sin embargo, todas ellas sufren una compresión de la columna cervical que bloquea el flujo de la energía vital.

Las diferentes tensiones psíquicas resultantes pueden contribuir o no a una determinada actitud mental o corporal. Curiosamente, actitud –que significa 'perspectiva particular con respecto a algo'– significa también 'cierta disposición física, en especial cuando se está dando una relación con otras personas'. Una vez más, encontramos en el lenguaje las claves que señalan que muchos otros antes que nosotros descubrieron la conexión entre cuerpo y mente. Ha sido en la historia reciente cuando nos hemos desconectado tanto de nuestro eje que hemos perdido esa noción.

En ocasiones, nuestros cuerpos reflejan nuestro estado de ánimo o los rasgos de nuestra personalidad. Cuando el esqueleto está inclinado hacia delante, puede decirse que esa persona parece vivir en el futuro, esforzándose por conseguir metas y comprobando la lista de «tareas». Cuando nuestro cuerpo refleja esa disposición, puede que tengamos siempre expectativas y nos preocupemos con los planes y los sueños. Si sacamos pecho da la impresión de que estamos levantando una pantalla de seguridad. Una columna y un tórax hundidos pueden significar que estamos anclados en el pasado, en un mundo de arrepentimientos. «Si hubiera...» son palabras que dan paso a unas frases nacidas de una mente regida por los recuerdos.

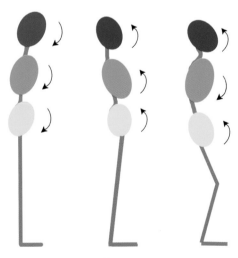

Fig. 4

Con frecuencia, cuando estamos aferrados a heridas pasadas y demás, puede parecer que hemos recibido un puñetazo en el estómago. En muchas personas, esta situación deviene crónica, el eje de su esqueleto no está alineado, al menos físicamente, con el presente. La consciencia del momento presente parece reflejarse más comúnmente en el cuerpo que vive con soltura y fluidez en línea con el eje central –la vía intermedia–, en una manifestación física de la simple aceptación.

Entre luchar contra la gravedad y dejarse vencer por ella, entre mantener la cabeza demasiado alta y dejar que se derrumbe bajo el peso de las preocupaciones, existe la vía intermedia del ser. Esta vía central parte del vivir el momento presente, con una aceptación que nos traslada de la pérdida y el dolor del pasado a la anticipación seductora de un futuro mejor. La aceptación cura nuestros pesares, lima asperezas y muestra resquicios de esperanza. La aceptación genera humildad, cualidad de gracia que a veces se revela en un cuerpo naturalmente alineado mostrando un pecho tierno y vulnerable, no rígido y cauteloso (la rueda torácica girada hacia delante, no hacia atrás).

Por lo común se cree que sacar pecho, «abrirlo», es lo mismo que abrir conscientemente el corazón. Sin embargo, cuando se saca pecho, el corazón que intentamos abrir está físicamente comprimido por la tensión de la espalda. Este corazón compasivo es un vórtice tridimensional del chacra de la energía que gira en torno a ese mismo eje central, y para ello requiere una alineación centrada, al igual que el resto de los chacras. La energía vertebral según la tradición yóguica –*sushumna nadi*– corresponde a la de la columna vertebral. Para que una se abra, la otra debe hacerlo también.

Puede que un corazón realmente abierto sea aquel que se abre por igual en todas direcciones, en una hospitalidad metafórica que concuerda con lo que es el corazón. Sacar pecho puede significar también erigir un escudo protector para evitar ser herido, un dolor que todos conocemos muy bien. Cuando cerramos el corazón real, cuando éste queda apretado y rígido, se nos hace difícil hacer surgir la compasión, ya sea hacia nosotros mismos o hacia los demás. Bajar el escudo físico/emocional significa estar dispuestos a ser vulnerables, a correr el riesgo de ser heridos, a amar de manera incondicional y a perdonarnos a nosotros mismos y a los demás. Ésa es la humildad de un corazón abierto, su manifestación en el cuerpo humano.

El centro de gravedad psicoespiritual

Llevar la atención consciente hacia nuestro interior y restablecer la alineación con nuestro eje central nos proporcionará unos cambios notables en el estado psicológico y emocional. No es tan necesario que entendamos la causa del problema como su solución. Ahí es donde radica la sabiduría del «dejarse ir». Desarrollar la capacidad de ser en todo momento conscientes, del cuerpo y de la respiración, sin emitir juicios, nos ayudará a retornar a la base de nuestro ser. Las situaciones incómodas que un día nos atemorizaron, podremos resolverlas de un modo más fácil desde ese centro.

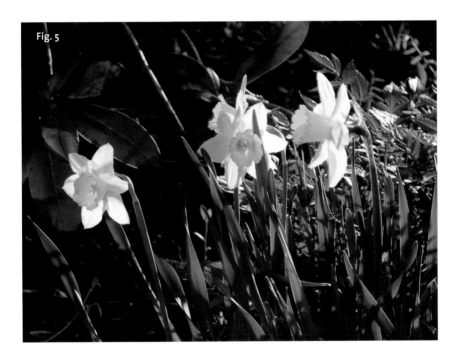

Fig. 5

Ese punto de equilibrio, localizado a lo largo del eje central, por mucho que es «real» en el mundo de la física newtoniana, no se puede ver ni tocar. No es una partícula, ni siquiera una molécula y, si bien es misteriosamente invisible, puede calcularse y medirse. Este centro de gravedad es además una experiencia, algo que sólo puede entenderse directamente por medio del cuerpo. Es la raíz de nuestro sentido más profundo del ser, el punto en el que convergen cuerpo, mente y espíritu.

Dicho punto no sólo se halla a lo largo del eje central o línea de gravedad, su centro preciso descansa de manera precisa en el centro del vientre,
debajo del ombligo, a medo camino entre la parte anterior y posterior del
estómago. Se trata del punto central del organismo, nuestro centro de gravedad virtual. El punto a través del cual puede considerarse que actúa la
suma de las fuerzas gravitacionales del cuerpo, no se trata simplemente de
una realidad física llamada *centro de gravedad*.

En Japón a este punto se le llama *hara*; en China, *tan tien*. Ninguna len-
gua europea tiene un nombre que capte la indescriptible y enérgica cualidad
de este centro físico. El sentimiento visceral, aunque se queda algo corto, es
la expresión más cercana para describir un tipo de conocimiento intuitivo
que va más allá del pensamiento racional. Una vez más, las palabras que
a veces utilizamos sin saber su origen nos aportan los conocimientos que
algunos de nuestros ancestros tenían y que nosotros hemos olvidado.

Es difícil experimentar un «sentimiento visceral» si éste está encerrado
dentro de unos abdominales muy marcados. Nuestra cultura reverencia los
músculos abdominales, incluso los maniquíes de las tiendas que lucen trajes
de baño muestran unos abdominales tensos y marcados. En la mayoría de las
revistas de salud hay al menos un artículo en cada número sobre cómo tener
un vientre plano en diez días o menos. Lamentablemente, muchos de los ejercicios pensados para ese fin tan sólo afianzan unos patrones tensionales que
compriman repetidamente la columna y tensan el diafragma, restringiendo
así una respiración natural y relajada. Nuestra cultura nos envuelve cada vez
más en tensiones, cuando nuestra mayor libertad radica en la infinita paz de
la que podemos gozar una vez nos libramos de esas tensiones.

> « *"Sacar pecho, meter tripa"... Una nación capaz de tomarse esa imposición
> como una norma general corre grave peligro», me dijo un japonés en 1938 la
> primera vez que visité su país. En ese momento no entendí la frase. Hoy día
> sé que es cierta y sé el porqué.»*
>
> Karlfried Graf Durkheim, *Hara, centro vital del hombre, 1956*

Nuestra mayor fortaleza y potencia reside en el vientre, no en un vientre
duro y cerrado al fluir de la energía, sino a uno relajado y abierto a la fuerza
vital que se mueve a través de él. Los miles de millones de células de nuestro

organismo se alimentan gracias a la respiración que surge de un vientre blando y receptivo. Pensamos que la respiración llega de fuera a dentro, pero eso es tan sólo el aspecto físico de recibir el oxígeno. La respiración, ese profundo misterio de la existencia física que diferencia la vida de la muerte, nace en lo más profundo de nosotros mismos y nos enseña cómo vivir y cómo morir mientras observamos cómo se alza de las profundidades y después decae para luego volver a nacer y a morir una y otra vez. Llevando la atención a este «cerebro abdominal», conectaremos con la sabiduría terrenal que es nuestro derecho inalienable, el cual alimenta las cumbres de nuestra consciencia del mismo modo que las raíces profundas alimentan a un árbol.

Como humanos que somos, estamos perfectamente ubicados entre el cielo y la tierra. Trascender nuestro peso terrenal depende de nuestra capacidad de dejarnos llevar y de entregarnos a la tierra, gozando con esa conexión y dejando que desaparezcan todas las tensiones. En respuesta a esa predisposición, podemos experimentar una ligera elevación a través del eje central, tanto mecánica como energética, como postula la tercera ley de Newton, según la cual cada acción tiene otra igual y opuesta. Nos damos cuenta de que el cielo no es un lugar futuro y lejano, sino una situación que podemos vivir aquí, ahora mismo. Accedemos al cielo cuando no negamos o traicionamos la tierra. Un «vientre de Buda» facilita esa conexión, y unos huesos alineados de modo natural nos permiten percibir que estamos seguros y firmes, incluso estando relajados. Si no contamos con la seguridad de unos huesos bien alineados, cuando nos relajemos, nos vendremos abajo.

A fin de contrarrestar esa tendencia a hundirnos, a venirnos abajo, nuestro concepto actual acerca de estar sanos y en forma ha ido demasiado lejos en la idea de que, en cuanto a los músculos abdominales se refiere, lo más plano es más fuerte, lo más fuerte es mejor y lo mejor es lo más. «Más» significa desequilibrio, apartarnos de un equilibrio en el que todas las partes interconectadas del todo (holon) funcionan con una disposición óptima. Demasiado sobre un lado significa demasiado poco sobre otro, una máxima que se aplica tanto al equilibrio entre huesos y músculos como a un mundo que discrepa enormemente entre los que «tienen» y los que «no tienen».

Lo más destacable sobre el misterio subyacente que gobierna este universo es que, para poder comprenderlo, nunca puede medirse ni observarse, tiene que experimentarse. Al cambiar nuestra postura de observadores desconectados a la de seres que viven y respiran conscientemente, una totalidad íntegra e interconectada a modo de inteligencia universal que gobierna todo surgirá y se dará a conocer por ella misma. Más allá del pensamiento, más allá de la razón, simplemente comprendemos.

Por muy alejados que puedan parecer estos planteamientos de la función de los abdominales, de hecho ello explica por qué tenemos que relajar el vientre y alinear los huesos. Haciéndolo de ese modo, una vez más seremos participantes, y no meros observadores. Liberamos las tensiones que nos han impedido sacar provecho del flujo vital abriendo conscientemente los canales por medio del pulso de vida que confluye con él. Cualquier científico puede investigar esto en sí mismo, simplemente metiendo y encogiendo el estómago, comprobando qué se siente y después, relajándolo suavemente, volver a comprobar.

Volver a la paz

¿Puede ser que el mensaje de los grandes maestros de la espiritualidad sea tan sólo el de relajarse de un modo profundo y amable? ¿Que nos abramos al flujo vital liberándonos de las tensiones mentales y corporales que se interponen en nuestro camino? ¿«El que no sea puro como un niño, no entrará en el reino de los cielos» es una llamada a confiar y a entregarse, a vivir el momento con la consciencia plena del presente glorioso? ¿Cómo se refleja eso en el cuerpo?

Las personas profundamente pacíficas parecen encarnar ciertas cualidades. La mayoría de las pinturas y estatuas de Jesús le representan con un cuerpo bien alineado con el eje central. Son imágenes creadas por el hombre, claro está, pero los artistas que las crearon pensaron que era difícil imaginarse a Jesús caminando con los hombros caídos, cabizbajo, o conversando sacando pecho. También es muy difícil imaginarse a Jesús luciendo bajo sus túnicas unos músculos muy marcados.

Sucede lo mismo con Buda, Jiddu Krishnamurti, Nelson Mandela y otros que, al igual que Jesús, personifican la humildad, el perdón y la paz. Todo ello se refleja en un cuerpo naturalmente alineado y relajado. Bien sentados o erguidos, Jesús, Buda y otros (tal como podemos imaginárnoslos) son la imagen de la tranquilidad y la aceptación. Trasladando todo ello a los detalles físicos, hablamos de un esqueleto alineado y un vientre relajado, algo no sólo aplicable a los que tienen una presencia espiritual reconocida públicamente, sino a todos y cada uno de nosotros, puesto que somos seres humanos con cuerpos humanos.

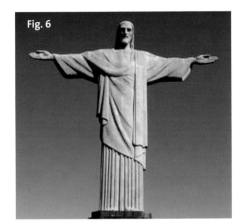

Fig. 6

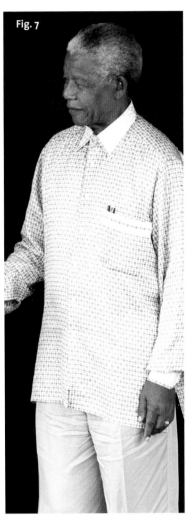

Fig. 7

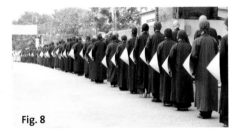

Fig. 8

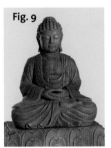

Fig. 9

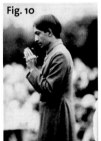

Fig. 10

«Lo siento en los huesos»[1] es una antigua frase hecha que refleja la conexión entre el cuerpo físico y la mente cuántica y conduce al meollo del universo. Así como los pensamientos y las emociones, al alinearse en la aceptación de «lo que es», liberan las tensiones cuerpo-mente, también las tensiones cuerpo-mente se liberan cuando los huesos están alineados con la realidad de nuestra estructura biomecánica.

---

1. Traducción literal de la expresión inglesa «I feel it in my bones», que significa «tengo el presentimiento».

Fig. 11

Cuando somos profundamente conscientes de nuestra vida interior, nuestra consciencia se hace más permeable y nos da nuevas posibilidades para penetrar en ella. Descubrimos que todos somos parte de un mismo todo, de una misma fuerza, de una misma energía. Los aspectos multidimensionales del ser humano están alineados con el todo. Incorporando esa presencia, descubrimos que más que estar haciendo el camino, somos el camino.

Parte II

Una visita autoguiada

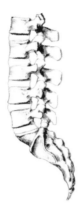

Existe una sabiduría profunda en nuestra carne,
basta con recobrar el juicio y sentirla.

Elizabeth Behnke

Puesta en práctica de la alineación

Para aprender a sentarse, a permanecer de pie, a doblarse y a vivir el cuerpo de una manera natural y relajada, primero tenemos que entender qué partes de nuestro cuerpo están relacionadas. Las siguientes exploraciones están ideadas para hacerlo así. Es importante empezar por el principio y trabajar cada parte de modo secuencial, tal como están conformadas. Una vez entendido esto, podemos aplicarlo en todas las actividades cotidianas, como sentarnos, erguirnos e inclinarnos.

Tener paciencia y una mente abierta son los ingredientes necesarios para ponerse manos a la obra. Puede que algunas de las instrucciones sean muy diferentes a lo que creemos como cierto. Los condicionamientos culturales son muy fuertes y en consecuencia tenemos ciertos patrones de movilidad profundamente arraigados en la mente y también en el cuerpo. Hay quien dice que los cambios le hacen sentirse extraño, en comparación con aquello que le es familiar. Es bueno recordar que el que la manera de habitar nuestro cuerpo nos parezca normal no significa que sea necesariamente natural. Cuando uno sigue estas instrucciones en su propio cuerpo, puede sentir que adopta una postura un tanto abatida, sobre todo cuando uno, como casi todo el mundo, ha aprendido a sentarse y a estar de pie recto, metiendo la rabadilla y sacando pecho. Es bueno tener en cuenta que se trata de una etapa por la que hay que pasar y que normalmente no dura demasiado.

En ningún momento, al realizar esos cambios, debe sentirse dolor alguno. A veces, puede que uno sienta ciertos tirones, pues se está pidiendo a los músculos, tras años de vacaciones y una condición de tensión crónica, que se alarguen. Es importante distinguir entre un pinzamiento y un tirón. Un pinzamiento puede indicar que hay que volver atrás. Si se da un pinzamiento, lo mejor es releerse las instrucciones, y si persiste el dolor, hay que parar. Busque ayuda en el apéndice del libro.

Puntos importantes que hay que recordar

- Restablecer la alineación con el eje central no es algo rápido. Los hábitos posturales requieren muchos años para afianzarse en las fibras musculares y en la psique, de modo que para anular conscientemente esas malas posturas es necesario tiempo y práctica. La recompensa bien merece la pena.
- La paciencia y el compromiso de ser conscientes son fundamentales. Sin ellas, los cambios serán imposibles. En ese caso, la práctica hace mejorar la práctica. No hay que pensar tanto en el objetivo sino en proponerse una dirección más natural.
- Estas instrucciones pueden parecer en un principio simplistas o demasiado diferentes a lo que le es a uno familiar. Las siguientes instrucciones pueden representar un cambio respecto a aquello que uno cree cierto.
- Habrá personas que encuentren difícil aprender estas instrucciones de un libro. Hay hábitos que están más allá del alcance de la mente consciente. Debe seguirse intentando. Si hay alguien a quien no le funciona, deberá consultar el apéndice del libro para encontrar un monitor de la técnica «equilibrio» que le ayude a acabar con sus afianzados hábitos posturales erróneos.
- Utilícese cualquier terapia o modalidad que ayude al cuerpo a estar más relajado y alineado. Deben evitarse en la medida de lo posible los ejercicios y las actividades (al menos por el momento) que refuercen los malos hábitos. Llegará un momento en el que uno pueda participar en ellas de un modo natural y seguro.
- Haciéndolo así, con el tiempo será más y más fácil. ¡NO ABANDONE! La recompensa será: menos dolores, mayor flexibilidad y comodidad, mejor salud, más vitalidad, mejor envejecimiento y mayor consciencia en cada momento.

Hacer sonar las campanas de la alineación

Imaginar una hilera de campanas que suenan es una manera fácil de poder sentir las diferentes maneras en que la pelvis, la caja torácica y la cabeza pueden moverse. Se trata de una versión simplificada de las tres ruedas, un

 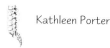

buen lugar de partida para empezar a aplicar estos conceptos en nuestro propio cuerpo. La propuesta de las ruedas es una mejora de esta acción, la más útil para entender cómo afectan estas partes del esqueleto a la extensión de la columna vertebral. Hablaremos de ello más adelante.

Por el momento empezaremos imaginándonos estas partes, la pelvis, la caja torácica y la cabeza, como si fueran campanas. Si fueran campanas auténticas, los badajos de las figuras de los extremos estarían, por supuesto, rectos. Para nuestro propósito los hemos dejado suspendidos a fin de que se muestre más claro el ángulo de distorsión de la columna.

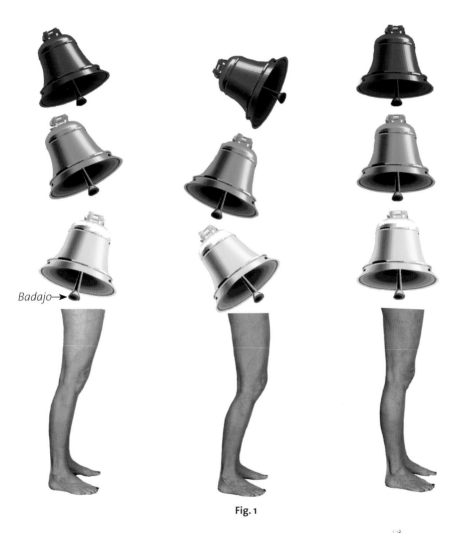

Badajo→

Fig. 1

Exploración n.º 1:
localizar los puntos estratégicos de la pelvis

Hueso púbico o sínfisis púbica

Huesos de las nalgas o tuberosidades isquiales, punto de equilibrio en el que descansa la pelvis

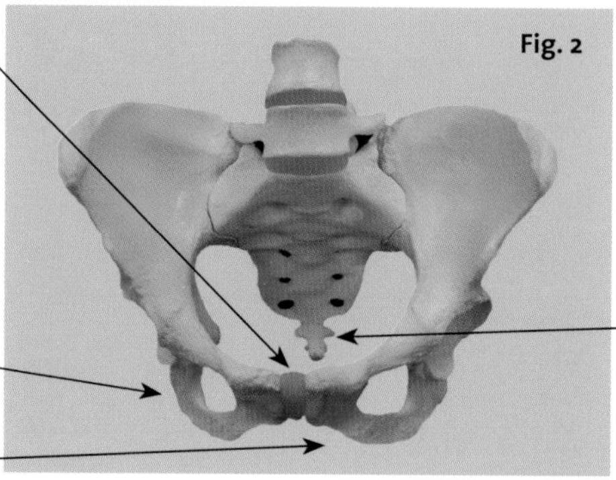

Fig. 2

Rabadilla o cóccix

- Hay que empezar sentándose en una silla con un asiento plano (o sentarse en el borde de la silla) con los pies bien apoyados en el suelo. Colóquese una o ambas manos bajo el cuerpo y déjese que el peso recaiga sobre los dedos. Mueva los dedos de las manos hasta que pueda sentir los huesos de las nalgas, o tuberosidades isquiales (consejo: si no los encuentra, mueva las manos hacia delante y el centro del cuerpo). A esos huesos se les llama *huesos de las nalgas*, en inglés *sit bones*, «huesos de sentarse».
- El segundo punto de referencia es la sínfisis púbica, o hueso del pubis. Está localizada en la parte frontal de la pelvis y es el lugar en el que se encuentran los dos huesos de la pelvis, separados por ese cartílago.
- El tercer punto es el cóccix o hueso de la rabadilla. Se trata de una cola residual, un vestigio heredado de nuestros ancestros.

Exploración n.º 2:
hacer sonar la campana pélvica

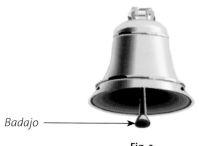

Badajo

Fig. 3

- Permanezca de pie con los talones separados unos quince centímetros y los pulgares, unos veinte. Mueva los muslos hacia delante y luego hacia detrás. Repita este movimiento y note cómo la pelvis se mueve del mismo modo que la campana de una torre.

- Perciba que, cuando el hueso púbico se mueve hacia delante, los huesos de las nalgas le siguen y se mueven juntos y a un mismo tiempo. Cuando el hueso púbico se mueve hacia abajo y hacia detrás, los huesos de las nalgas se mueven hacia atrás y separadamente. No hay que dejar que los huesos de las nalgas se levanten, pues ello originaría una tensión innecesaria en la parte posterior de la espalda y en las caderas. Simplemente hay que dejar que se deslicen rectos detrás de uno. Observe cómo el hueso de la rabadilla se mueve junto a los de las nalgas y el pubis.

- Repita este movimiento despacio, poniendo atención en todo aquello que sienta. Puede sentir tirantez y relajación de los músculos anteriores y posteriores de los muslos, en las articulaciones de las caderas, en las nalgas y en el vientre. Observe las sensaciones del suelo pélvico, cómo éste se contrae y estrecha cuando el hueso púbico se eleva, después se abre y se relaja cuando este hueso vuelve a descender.

- Busque una postura descansada en la que el suelo pélvico esté lo más relajado posible, sienta como si el badajo de la campana imaginada estuviera recto.

Exploración n.º 3:
mantenerse bien erguido

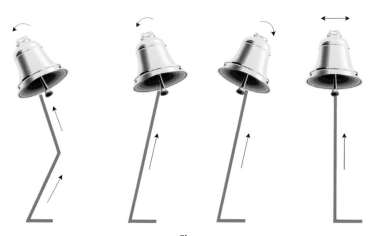

Fig. 4

- Póngase de pie frente a un espejo de cuerpo entero. Gírese de lado y observe la alineación de las piernas. ¿Están rectas y perpendiculares? ¿O están inclinadas hacia uno u otro lado?

- Cuando uno se inclina ligeramente para mover los muslos hacia delante y después hacia atrás, se observa que la postura de las piernas cambia. Debemos recordar que es necesario tener unas columnas largas y rectas de apoyo sobre las que mantenerse de pie. Haga de nuevo esos movimientos y note cómo la postura de la pelvis cambia para ajustarse a las campanas de las ilustraciones superiores. Hágalo una vez más y observe cómo cambia el ángulo de los tobillos.

- Si se siguen moviendo las piernas y balanceando la campana pélvica, se percibirá que el peso pasa a los talones y las piernas se alargan y se enderezan. Ésa es la pelvis neutra. Si nota que se inclina hacia atrás, hacia los talones, no siga. Esto suele suceder cuando las piernas han estado muchos años manteniendo erróneamente el peso del cuerpo. Esa sensación de inestabilidad desaparecerá cuando se practique esto de modo regular.

- Relaje el vientre. CUIDADO: no deje que los huesos de las nalgas se levanten, pues ello podría causar tensiones en la parte posterior de la espalda y en las caderas.

Exploración n.º 4:
sentarse correctamente;
hueso de las nalgas hacia atrás en la silla

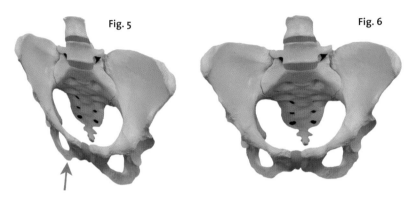

Fig. 5   Fig. 6

Hueso de sentarse

- Siéntese sobre un asiento plano con los pies bien apoyados en el suelo. Inclínese hacia la izquierda y coloque la mano derecha bajo la nalga derecha.
- Busque el hueso isquion o hueso de la nalga y sosténgalo con los dedos.
- Lleve el isquion derecho hacia atrás.
- Deslice la mano que tiene bajo del hueso hasta que éste quede sobre la silla.
- ¿Nota alguna diferencia entre los isquiones del lado derecho y del lado izquierdo y su contacto con la silla?
- Repita lo mismo en el otro lado: inclínese hacia la derecha y coloque la mano izquierda debajo de la nalga izquierda.
- Busque el isquion izquierdo y sosténgalo con los dedos.
- Lleve el isquion izquierdo hacia atrás.
- Deslice la mano que tiene bajo del hueso hasta que éste quede sobre la silla. Ahora el cuerpo estará bien colocado, con ambos isquiones separados. El hueso púbico señala directamente hacia abajo.
- Relaje el vientre. A partir de ahora, cada vez que se le pida que busque un asiento sólido, deberá seguir los pasos anteriores.

Exploración n.º 5: relajar el vientre

- Siéntese correctamente (exploración n.º 4), con los pies bien apoyados. Quizás prefiera utilizar un cojín para el coxis (*véase* apéndice) que le ayude a mantener la pelvis en una posición neutra. Mantenga la estabilidad pélvica siguiendo los pasos siguientes, con el hueso púbico señalando a la silla.
- Empiece tensando el vientre. Métalo y manténgalo en esa postura. Observe cómo se detiene la respiración y cómo le acompaña una sensación de tensión en todo el torso y en el cuello.
- Relaje un poco la tensión del vientre, después un poco más y después otro poco. Siga relajándose. Observe cómo la tensión desaparece también de otras zonas.
- Si la tensión vuelve al vientre casi de inmediato se deberá a que está instalada habitualmente en su cuerpo. Esta tensión sólo puede desbloquearse indicando al vientre una y otra vez cómo relajarse. Esto es algo que puede realizarse a lo largo del día, prácticamente en cualquier situación en la que uno se encuentre. Con el tiempo, verá que tener el vientre relajado será algo natural para usted.
- Recuerde que, para relajar bien el vientre, la manera más segura es mantener la pelvis bien colocada, en un buen asiento. Sin el apoyo pélvico, la relajación puede llevar al derrumbe de la columna y, por el contrario, tendríamos que trabajar para apoyarnos nosotros mismos. Al principio puede parecer que uno se dobla, sensación que se produce al liberar la tensión del torso y de toda la columna vertebral. Hay que dejar que sea la pelvis la que nos sostenga.
- Relajar el vientre es fundamental para que la caja torácica quede suspendida de un modo natural a partir de sus sujeciones en la parte posterior de la columna y sin que haya ninguna tensión muscular que la levante o la sostenga. Cuando disminuye la tensión muscular, la columna se libera y queda libre para mantenerse ella misma con su extensión natural y completa.

Exploración n.º 6: conectar los puntos

Debe dibujarse mentalmente una línea que cruce la parte frontal del cuerpo, del hueco del esternón (punto azul superior) a la sínfisis púbica.

Dibújese otra línea en la parte posterior del cuerpo, de la primera vértebra torácica a la rabadilla.

Cuando sacamos pecho, tal como nos han enseñado a hacer a la mayoría, la línea frontal se alarga, mientras que la línea posterior se acorta. Cuando el pecho baja, la línea posterior se alarga mientras que la frontal se acorta.

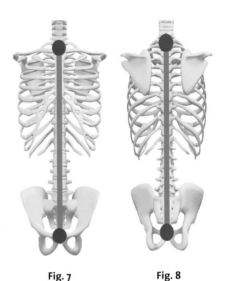

Fig. 7   **Fig. 8**

La columna se comprime con el acortamiento de un lado o de otro; tan sólo se mantiene óptimamente extendida cuando la distancia es la misma por delante que por detrás. Esta noción puede sorprender a las personas que siempre han creído que la longitud de la parte frontal del cuerpo corresponde a la manera de alargar la columna o de sentarse recto.

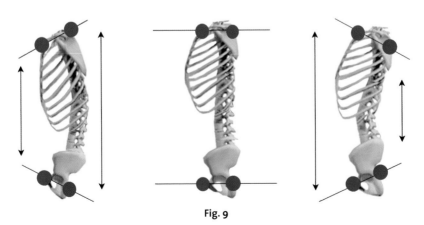

Fig. 9

Hacer sonar la campana de la caja torácica

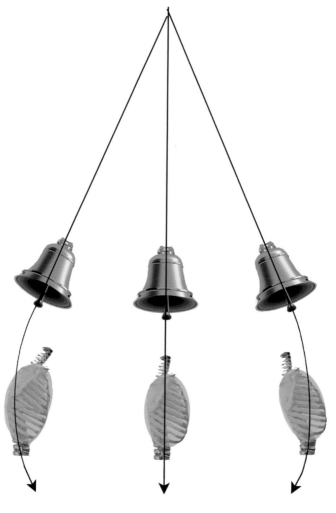

Fig. 10

El ejemplo de la derecha y el de la izquierda son extremos. La campana curva puede caer en cualquier lugar del medio, pero cuanto más la alejemos del centro, más tensión crearemos en los músculos, además de una mayor distorsión en la columna.

Exploración n.º 7:
buscar el emplazamiento correcto
de la caja torácica

- Siéntese bien (exploración n.º 4), sobre los isquiones. Asegúrese de que la pelvis permanece firme e inamovible siempre. De este modo, se determina una base y uno puede relajar la caja torácica sin que se desplome.

- Lentamente, balancee la «campana» hacia atrás y hacia delante varias veces (una vez más: ¡la pelvis no se mueve!). Obsérvese el cambio de longitud de la línea frontal y después de la línea posterior del cuerpo. Cuando la parte baja de la campana queda detrás, la línea frontal se acorta y la espalda se redondea; cuando la parte baja de la campana queda delante, la espalda se arquea y el pecho sale hacia delante. CUIDADO: ¡no forzar la postura más allá de lo estrictamente cómodo!

- ¿Puede sentir cómo se refleja este movimiento en la columna? ¿Puede sentir cómo se contrae la columna cada vez que la línea de un lado o de otro se acorta? ¿Puede encontrar una postura media en la que la línea sea igual de larga delante que detrás? Mantenga el vientre relajado. ¿Puede constatar que la columna está extendida al máximo si ambas líneas tienen la misma longitud?

- Quizás tenga que recordar que el vientre debe mantenerse relajado todo el tiempo. La tensión permanente de los músculos abdominales tiene mucho que ver en que la caja torácica y la pelvis se mantengan «pegadas». Un vientre relajado permite que la pelvis y el tórax se muevan independientemente.

- Es posible que, mientras se hace esto, uno sienta una especie de corsé muscular alrededor de la cintura. Esta tensión es diferente a la que uno está acostumbrado a sentir al esconder la tripa. Esta acción tonificante, cuando se hace de modo correcto, afianza el hueso púbico y los isquiones, a la vez que contrae los músculos abdominales transversos, y no los rectos. Comprender cómo funciona esto requiere algo de práctica. Hay que ser paciente con uno mismo.

Exploración n.º 8: extensión de la columna

Aprender a relajar la caja torácica desde una postura erguida, echada hacia atrás, requiere bastante práctica. Dejando de lado que los patrones musculares están a menudo profundamente enraizados en el cuerpo, es difícil aceptar, después de lo que hemos aprendido a considerar como «buenas posturas», que la manera de extender la columna vertebral es permitir que el pecho caiga.

Una manera de experimentar la máxima extensión de la columna es en primer lugar sentarse bien (exploración n.º 4), sobre los isquiones, y no mover la pelvis. Coloque los dedos en la base del esternón y lleve éste hacia atrás y hacia arriba (girando la rueda torácica hacia delante). ¿Puede sentir cómo se alarga la columna en el centro del torso mientras la parte superior de la espalda se eleva? Los hombros se levantan y van hacia delante. No hay que preocuparse por ello; en la siguiente exploración aprenderemos qué hacer con ellos. El objetivo de este ejercicio, especialmente sencillo, es experimentar la completa extensión de la columna a través del centro corporal.

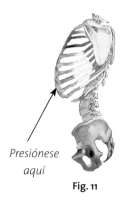
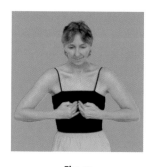
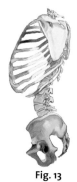

Presiónese aquí

Fig. 11   **Fig. 12**   **Fig. 13**

Una vez que la columna está totalmente extendida, imagine que coloca la parte superior de la espalda sobre un estante alto situado justo detrás. Observe que esto crea una máxima extensión de las caderas a los hoyuelos de los brazos, mientras el centro de éstos se levanta. Mantenga esa extensión a lo largo de la columna mientras rebaja los hombros, uno después de otro, hasta que repose sobre la caja torácica.

Exploración n.º 9:
rotación de los hombros

- Siéntese correctamente (exploración n.º 4).
- Baje el pecho y eleve al mismo tiempo la parte superior de la espalda.
- Levante el hombro derecho, después rótelo hacia abajo y hacia atrás dejando que descanse encima de la caja torácica.
- Repita la operación con el hombro izquierdo. Asegúrese de que el tórax queda hacia abajo y adelantado siempre. Sólo debe girar un hombro cada vez a fin de evitar desencadenar antiguos patrones posturales y descolocar la suspensión natural de la caja torácica.
- Sirve de ayuda saber que uno puede girar la palma arriba y abajo sin mover la parte superior del brazo o el hombro, pues la acción tiene lugar por debajo del codo. Al principio, si se tiene por costumbre mover la mano junto con el hombro, esto puede parecer un tanto raro. Saberlo ayuda a liberarse de tensiones y presiones crónicas en el hombro.

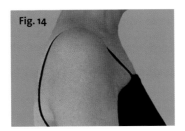

*Hombro alineado que descansa
en la parte superior de la caja torácica*

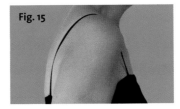

*Hombro caído hacia delante
sobre la caja torácica*

Exploración n.º 10:
tener la cabeza sobre los hombros

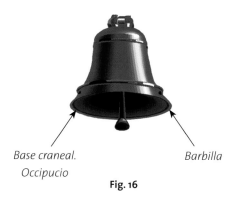

Base craneal.   *Barbilla*
Occipucio

Fig. 16

La imagen de una campana ayuda a explorar inicialmente el básico movimiento arriba-abajo (como para decir «sí») de la articulación occipital, en la que la cabeza descansa sobre la columna. Cuando la «campana» se balancea hacia delante, la barbilla se levanta; cuando la campana gira hacia atrás, la barbilla se acerca al cuello y la base del cráneo se levanta por detrás.

Una vez más, es fundamental que los huesos de debajo estén colocados en su lugar. Siéntese correctamente (exploración n.º 4), relaje el vientre, deje caer el pecho hacia delante mientras la mitad de la espalda sube y, después, rote los hombros. Empiece levantando suavemente la barbilla. Sólo debe moverse la cabeza. Evite cualquier movimiento del pecho o del torso. ¿Puede percibir el acortamiento y arqueo de la columna cervical (cuello) mientras levanta la barbilla? Haga este movimiento hasta que sienta realmente que el peso de la cabeza cae encima de la articulación atlanto-occipital. CUIDADO: no haga nada que le cause ningún dolor.

Muy despacio, deje caer la barbilla hacia la garganta, sintiendo cómo la columna se alarga y se levanta por el cuello. Preste suma atención a los pequeños músculos que se unen a la última vértebra y a la base del cráneo (occipucio). Note cómo esos músculos se acortan cuando la barbilla asciende y la sensación de estiramiento de esos músculos cuando la barbilla desciende.

Otra manera de experimentar este movimiento de la cabeza es la de imaginar que parte de ella está llena de arena, como un gran reloj de arena tumbado de lado. Cuando levante la barbilla, la arena caerá en la parte posterior de la cabeza.

Fig. 17

   Kathleen Porter

Lentamente, vaya bajando la barbilla hacia el pecho y sienta cómo la arena cae en la parte de delante del cráneo. Estará mirando hacia su pecho.

Haga los movimientos más cortos, poniendo atención a la sensación que nota en el cuello a medida que la arena empieza a volcarse en la parte posterior de la cabeza. Sienta cómo cae el peso sobre la articulación atlanto-occipital y los músculos del cuello trabajan para mantener todo ese peso. Observe el espacio intermedio, donde la arena parece quedar en equilibrio y los músculos del cuello están totalmente relajados. Alce la cabeza empezando por la base del cuello. Relajar el vientre le ayudará a relajar el cuello.

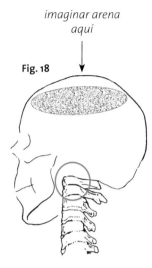

imaginar arena aquí

Fig. 18

Articulación atlanto-occipital

Cuello de pato

Extienda la barbilla hacia delante y después bájela hacia el pecho. Lentamente, empiece a girar la barbilla frente a la garganta. Mantenga el pecho hacia abajo. Si siente cualquier tensión, deténgase. Relaje el vientre y continúe rotando la barbilla hacia arriba hasta que sienta que la tensión aumenta.

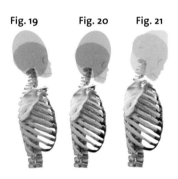

Fig. 19   **Fig. 20**   **Fig. 21**

Relaje de nuevo el vientre y continúe haciendo girar la barbilla de la misma manera. Este ejercicio ayuda a alinear y relajar el cuello a la vez que relaja.

Abra los ojos

Si nota que está mirando al suelo, céntrese más en los ojos que en levantar la barbilla. Al principio le parecerá un tanto extraño, pues estará utilizando los músculos oculares de un modo distinto. Al levantar la barbilla, los párpados se cierran ligeramente. Si baja ligeramente la barbilla, podrá mirar el mundo con los ojos abiertos de par en par.

Exploración n.º 11:
apoyar bien los pies en el suelo

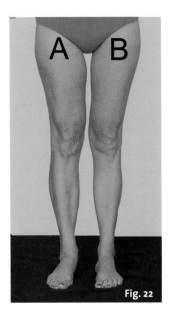

Fig. 22

El lado A de esta fotografía muestra un pie que no aporta un adecuado apoyo a la pierna o al cuerpo que tiene encima de él.

El tobillo está caído hacia dentro; el arco, desplomado; el peso recae en la parte interior del talón; los dedos están débiles y son ineficaces, la rodilla y la cadera no tienen suficiente apoyo. Esta pierna tiene un aspecto que refleja una falta general de tono vital. El lado B muestra huesos alineados, empeine sano, rodilla y tobillo estables, un pie dinámico y unos músculos bien tonificados. La diferencia entre las dos piernas es sorprendente, cada una de ellas determina la manera en que soporta la pierna y el cuerpo.

Alinear pies y piernas con calzado puesto

Éste es un ejercicio (*véase* la siguiente sección) para los pies que permite, disponiendo los huesos de los pies de una manera determinada, a los músculos mantener las piernas y los tobillos bien alineados. Se realiza con los pies descalzos y con el tiempo restablecen su correcta postura.

Para alinear las piernas estando calzados, hay que mantener los talones con una separación de quince centímetros y los pulgares con una de veinte. El ejercicio se realiza con ambas rodillas rectas (pero no cerradas) y girándolas hacia fuera. El pensar que cada pierna es una columna sobre la que uno se apoya, hará que cada columna gire hacia fuera. Además, esta acción pone en marcha los músculos que levantan los empeines y mantienen las piernas activas y funcionando. CUIDADO: no hay que dejar que la rabadilla, con este ejercicio, quede metida hacia dentro. Las plantillas ortopédicas pueden servir de ayuda en algunos casos (*véase* el apéndice).

Kathleen Porter

Pies recogidos

Para ver el cambio que puede darse en piernas y pies, lo mejor es realizar las siguientes posturas frente a un espejo:

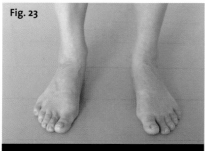

Fig. 23

1. Manténgase de pie con los talones separados unos quince centímetros y los pulgares unos veinte.

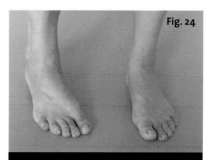

Fig. 24

2. Levante ligeramente el talón del pie derecho y gire los dedos a la izquierda.

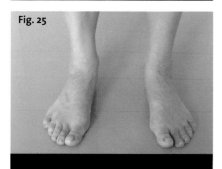

Fig. 25

3. Apóyese en el suelo con los dedos y la almohadilla del pie, gire la rodilla derecha y ténsela hacia fuera (a la derecha) llevando el talón hacia el centro del cuerpo.

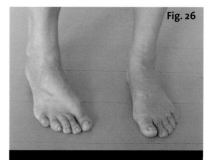

Fig. 26

4. Apoye el talón derecho en el suelo apoyando en él todo el peso. Sentirá que el peso está ahora en la parte externa del pie. Compare la diferencia entre la pierna derecha y la izquierda y también lo que siente en cada una.

Repita el proceso con la parte izquierda.

Los pies recogidos de la imagen de la izquierda se asemejan a los de la anciana de 86 años de la derecha. Ambos parecen pies de niños pequeños.

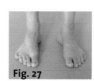

Fig. 27

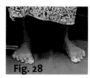

Fig. 28

Exploración n.º 12:
respirar libremente

Este sencillo ejercicio demuestra la relación entre los músculos abdominales y la respiración.

- Tense los músculos abdominales como si estuviera apretando un corsé o estirando las cintas que cierran un monedero. El ombligo se va hacia dentro y hacia la columna. Siga tensando esos músculos mientras se hace las siguientes preguntas.

  - ○ ¿Estoy respirando libre y relajadamente?
  - ○ ¿Siento el tórax abierto y distendido, o contraído y tenso?
  - ○ ¿Tengo la columna extendida o la tengo contraída?
  - ○ ¿Está el resto del cuerpo –cuello y mandíbulas, pecho, hombros y espalda– relajado, o está tenso?

- Ahora relaje suavemente los músculos abdominales y observe cómo cambia la respuesta de todas las preguntas. Esto se debe a que su diafragma ya no está limitado. Esa sensación profunda de relajación sólo es posible cuando los músculos abdominales están relajados.

Relajar el vientre es la clave de una respiración natural. Si el vientre no está relajado, el diafragma actúa de un modo que restringe sus propios movimientos naturales.

La alineación de los huesos es también la clave de una respiración natural. Sin unos huesos bien alineados, los músculos se ven sometidos a contracciones crónicas, lo cual limita la capacidad de respirar con naturalidad.

Dejar fluir la respiración

Todo el mundo respira sin tener que pararse a pensar cómo lo hace; entonces, ¿por qué todo ese lío de cómo hay que respirar? En un capítulo anterior sobre la respiración se señalaba que respirar es algo más que un intercambio de oxígeno y anhídrido carbónico. El modo en que respiramos puede contribuir en gran manera a nuestra salud y bienestar global.

La respiración consciente, la cual suele ser más profunda y baja, desde el vientre, es diferente de la respiración automática e inconsciente, que acostumbra a ser superficial y más alta, partiendo del pecho. El modo de respirar es más importante que cualquier otra cosa (incluso la alineación natural) a la hora de determinar el estado de salud de la persona y su estado mental. La manera más sencilla y eficaz para dirigir la respiración es no hacer otra cosa que observar cómo se desarrolla. En vez de intentar controlar o dirigir la respiración, uno debe liberarse de esa responsabilidad y simplemente percibir lo que sucede cuando uno se relaja y se deja llevar.

Relajarse y dejarse llevar permite que el centro físico de gravedad caiga sobre el abdomen. Cundo sucede esto, cada respiración nace de un modo natural del interior del vientre, llena éste, después la espalda y después vuelve a caer de nuevo. Alinee el esqueleto. Relaje cualquier tensión. Abandónese. Con el simple hecho de crear las condiciones que propician la respiración natural, ésta surge.

No intente acelerar ningún cambio. Eso tan sólo debilita. El cambio sobreviene cuando el individuo está conscientemente predispuesto y practica el dejarse llevar tantas veces como recuerde hacerlo. El resto llegará por sí mismo.

Parte III

Poner todo en práctica

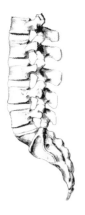

Piense con todo el cuerpo

Taisen Dshimaru

Vamos a lo básico.

Sentarse, estar de pie, agacharse, caminar y dormir

Lo único que hay que hacer es poner todo esto en práctica. Aprendiendo a sentarse, estar de pie, agacharse, caminar y dormir, se tendrán las herramientas para practicar y aplicar los principios de la alineación natural a lo largo de todo el día y en cualquier situación en que uno se halle.

Al principio nunca es fácil. Uno de los escollos más grandes es el de acordarse de hacerlo, no sólo una vez, sino una, y otra, y otra. Cuanto con mayor frecuencia uno observe la manera de sentarse frente al ordenador, de inclinarse a atarse los zapatos, o de caminar desde el coche a la tienda, más reforzará unos nuevos hábitos posturales que gradualmente se van forjando por sí mismos. Hay que pensar en cosas sencillas que nos hagan pensar en ello: una alarma en el ordenador, una nota pegada en la puerta de la nevera o en el espejo del baño, una goma elástica en la muñeca. Haga cualquier cosa que le mueva a prestar atención. Es importante que cada vez que uno recuerde cualquier información postural, la aplique lo mejor que sepa.

Practicar la concienciación del propio cuerpo de este modo es como ir ingresando dinero en una cuenta corriente. Los nuevos hábitos y sus beneficios llegan a ser exponenciales. Finalmente, uno se sorprenderá con qué frecuencia es consciente de uno mismo como cuerpo, no tan sólo como un proceso mental. En ese momento es cuando están sucediendo los grandes cambios, los cambios que ayudan a gozar de una salud global y de un sentimiento de bienestar.

Cómo sentarse

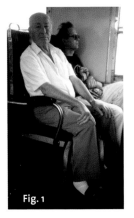 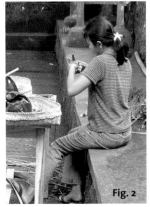 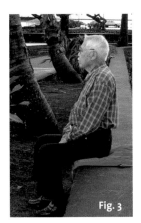

Fig. 1 Fig. 2 Fig. 3

- Buscar un asiento sólido (exploración n.º 4). Habrá quien desee sentarse en un poyete (*véase* apéndice).
- Relaje el vientre.
- Relaje la parte frontal del torso hacia abajo mientras la espalda sube.
- Rote un hombro y luego el otro sobre la caja torácica.
- Baje la barbilla hacia el pecho, después hágala girar suavemente frente a la garganta relajando cualquier tensión.
- Mire hacia delante con los ojos.
- Respire de manera natural.

MÉTODO ABREVIADO

---

1. Siéntese sobre los huesos de las nalgas.
2. Relaje el vientre.
3. Baje el pecho.
4. Gire los hombros.

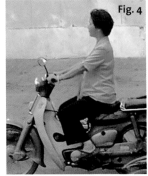 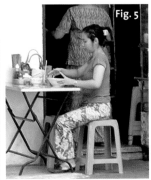

Fig. 4 Fig. 5

Cómo estar de pie

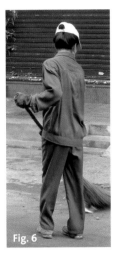
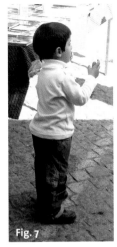
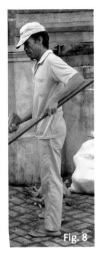
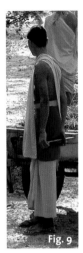

Fig. 6   Fig. 7   Fig. 8   Fig. 9

- Permanezca erguido con una distancia entre los talones de quince centímetros y de veinte centímetros entre los pulgares. Las rodillas deben estar rectas, pero no rígidas.
- Incline ligeramente las caderas hasta que pueda ver los tobillos.
- Relaje el vientre.
- Rote un hombro, y luego el otro, por encima de la caja torácica.
- Baje la barbilla ligeramente y hágala girar frente a la garganta, relajando cualquier tensión que surja. No deje que ello cambie cualquiera de los ajustes que ya había conseguido.
- Respire de manera natural y relajada.

MÉTODO ABREVIADO

----

1. Mírese los tobillos y relaje el vientre.
2. Levante la cara lo suficiente para ver lo que tiene justo enfrente.
3. Relájese.

Cómo caminar

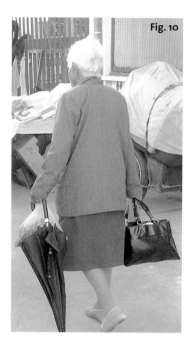

Fig. 10

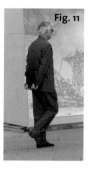

Fig. 11

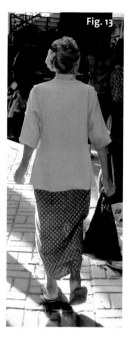

Fig. 13

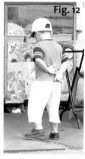

Fig. 12

- Incline ligeramente las caderas hacia delante.
- La coronilla se lleva hacia delante a la vez que el pie izquierdo se adelanta
- Cuando el peso recae en la pierna izquierda, la rodilla izquierda se dobla con un ligero impulso. Las rodillas señalan a los dedos meñiques de los pies.
- Repetir el mismo paso con la pierna derecha, la cabeza avanzada y la rodilla derecha ligeramente doblada, mientras el peso recae en la pierna derecha.
- En vez de levantar la barbilla, levante los ojos.

MÉTODO ABREVIADO

----

1. Echarse hacia delante desde las caderas.
2. La rodilla se dobla ligeramente mientras el peso recae en la pierna.

Cómo agacharse

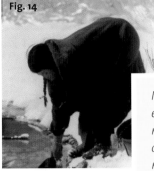
Fig. 14

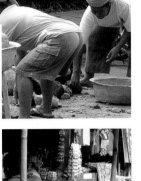
Fig. 15

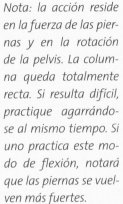
Fig. 16

Fig. 17

Nota: la acción reside en la fuerza de las piernas y en la rotación de la pelvis. La columna queda totalmente recta. Si resulta difícil, practique agarrándose al mismo tiempo. Si uno practica este modo de flexión, notará que las piernas se vuelven más fuertes.

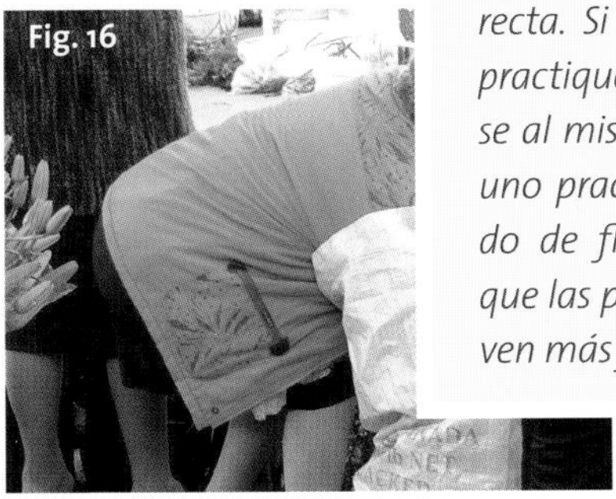

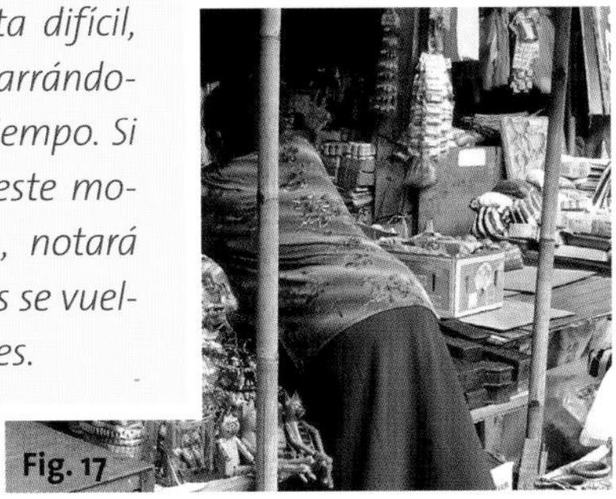

- Doblar las rodillas hacia fuera al mismo tiempo que se echan hacia delante las caderas.
- Las rodillas señalarán a los dedos meñiques de los pies.
- Los huesos de las nalgas quedarán extendidos hacia atrás.
- La columna permanecerá bien recta.
- Cuando más nos agachemos, más doblaremos las rodillas.
- Para ponerse de pie de nuevo, hay que apoyarse bien en los pies en el suelo. Las rodillas y las caderas quedan en línea recta para volver a ponerse de pie.

MÉTODO ABREVIADO

---

1. Doblar las rodillas hacia fuera.
2. Flexionar las caderas.
3. Estirar bien hacia atrás los huesos de las nalgas.
4. La columna quedará bien recta.

Tomar asiento

Sentarse

- Empiece tocando el borde de la silla con la parte externa de las piernas.
- Flexione las rodillas hacia fuera y eche hacia atrás los huesos de las nalgas o isquiones.
- La nuca permanece recta mientras se coloca el hueso púbico y los isquiones sobre la silla.
- La columna permanece extendida mientras la parte superior del tronco adopta la postura del asiento.
- Rote los hombros, uno cada vez, sobre la caja torácica y coloque la barbilla frente a la garganta.
- Relaje el vientre y observe la respiración.

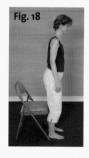 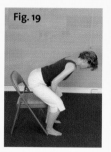 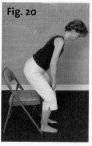 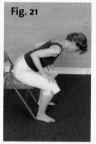 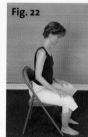

Fig. 18 Fig. 19 Fig. 20 Fig. 21 Fig. 22

MÉTODO ABREVIADO

----

1. Flexionar las rodillas hacia fuera.
2. Extender los isquiones hacia atrás.
3. Mantener la columna extendida y recta.
4. Doblar las rodillas para descender sobre el asiento.
5. Colocar el torso verticalmente.

Levantarse de la silla

- Coloque los pies cerca de la silla.
- Baje ligeramente la barbilla.
- Inclínese hacia delante desde la altura de las caderas hasta que el peso recaiga sobre los pies. Deje que el peso de la cabeza levante los isquiones de la silla (piense en el juguete del «pájaro bebedor»).
- Apoye completamente los pies sobre el suelo y levántese con la fuerza de las piernas. La columna debe permanecer extendida y recta.
- No debe hacerse esfuerzo alguno, a excepción de las piernas (se pondrán mucho más fuertes). Resista la tentación de usar los brazos para apoyarse.
- Relaje el vientre.

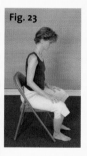
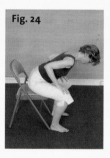
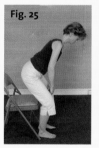
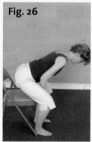
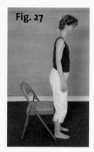

Fig. 23   Fig. 24   Fig. 25   Fig. 26   Fig. 27

MÉTODO ABREVIADO

----

1. Inclinarse todo lo que se pueda desde las caderas.
2. Apoyar bien los pies en el suelo.
3. Mantener la espalda recta.
4. Enderezar las piernas.

Sentarse para meditar

Cuando nos sentamos a meditar de manera formal, es muy importante que la columna se mantenga recta por sí sola y que todos los músculos estén relajados. La postura más usual para meditar es la de estar sentados con las piernas cruzadas sobre un cojín de manera que los isquiones queden elevados y la pelvis bien asentada (exploración n.º 4). Si las caderas no están rectas y las rodillas no bajan al suelo, se puede modificar la postura colocando debajo de ellas unas almohadas o unas mantas. Si las piernas quedan apoyadas, las caderas se relajan y con el tiempo se abren y liberan. Puede uno también sentarse en una silla con los pies bien apoyados en el suelo; si se hace de este modo, no hay que apoyarse en el respaldo, sino dejar que la columna se mantenga por sí sola recta.

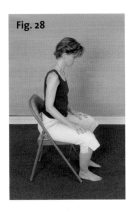
Fig. 28

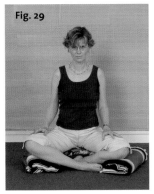
Fig. 29

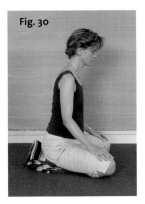
Fig. 30

Las personas que se dedican a la meditación sacan gran provecho de saber alinear el esqueleto, y descubren que meditan mucho mejor una vez han aprendido a hacerlo. Se suele pensar erróneamente que la meditación significa trascender o superar al cuerpo. En realidad el propósito es la consciencia interna, llegar al interior del cuerpo, y no salir de éste. El cuerpo es el quid de ese enfoque interior.

Cómo sentarse para meditar

- Busque un buen asiento (exploración n.º 4), sobre un cojín o una silla, dejando que la pelvis aguante el peso.
- Relaje el vientre y sienta el centro de gravedad en el abdomen.
- Relaje el tronco, mientras se eleva la parte superior de la espalda.

- Rote un hombro, y luego el otro, colocándolos encima de la caja torácica.
- Baje la barbilla y deslícela suavemente sobre la garganta, alargando la nuca y liberando tensiones. El pecho permanece hacia abajo.
- Deje que el cuerpo interior (el esqueleto) soporte su peso mientras que el cuerpo exterior (todo lo demás) se relaja.
- Observe la respiración subiendo y bajando de modo natural.

En cuanto a la meditación se refiere, no hay ningún método abreviado para estar atento al cuerpo y su alineación.

Dormir y descansar de espaldas

- Cuando uno se tumba en el suelo, la caja torácica se va hacia atrás y hace que la parte más baja de la espalda quede arqueada. Esto puede evitar relajarse totalmente. Pero si se apoyan la cabeza y los hombros sobre dos cojines suaves, el arco de la columna lumbar desaparece y es posible relajarse.

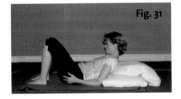
Fig. 31

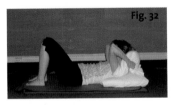
Fig. 32

- Tumbarse y colocar los cojines uno en la parte inferior de los omóplatos y el otro en la parte superior de los hombros.
- Apoyar los codos en el suelo y acercar la parte media de la espalda a la cabeza (rotando hacia delante la rueda de la caja torácica).

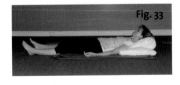
Fig. 33

- Con ambas manos, asir el cojín situado más arriba y colocarlo de manera que la cabeza quede bien apoyada, la barbilla ligeramente baja y el cuello bien estirado (rotando la rueda de la cabeza hacia delante).
- Observar la respiración y dejar que las tensiones desaparezcan.

Tumbarse de costado

- Tumbarse de lado con uno o dos cojines debajo de la cabeza. Flexionar ligeramente las rodillas.
- Colocar los cojines debajo del hombro para que el cuello quede totalmente apoyado en ellos.
- Presione el suelo con la mano del brazo que queda arriba y desplace el hueso púbico hacia atrás unos cuantos centímetros (figura A).
- Baje el cojín, junto con cabeza y hombros, hacia las rodillas. Sienta como la parte inferior de la espalda se relaja y la columna se estira (figura B).
- Deje que el brazo izquierdo descanse encima del costado izquierdo (figura C).
- Las rodillas deben estar juntas, aunque los pies pueden estar separados. Si se desea, puede colocarse un cojín entre las rodillas.
- Baje un poco la cabeza y meta hacia dentro la barbilla para alargar la nuca.

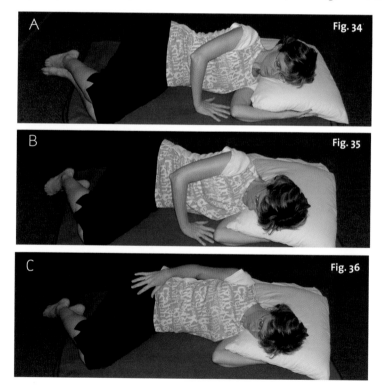

Nota: quizás uno se sienta hecho un ovillo, pero en realidad tiene la columna totalmente extendida.

A modo de despedida

- No se fuerce, relájese y confíe.
- Sin embargo, no deje de practicar cada vez que se acuerde.
- Aplique la mente al cuerpo con verbos intransitivos (*ascender, caer, descender*) en vez de transitivos (*empujar, arrastrar, levantar*).
- Deje que la pelvis soporte el peso. Eche raíces. Tenga los pies en tierra.
- Piense en la longitud de la columna, con el mismo espacio entre las vértebras, delante y detrás.
- Piense en la amplitud y libertad de las articulaciones.
- Sienta cómo desaparecen las divisiones. Sienta cómo se funden el interior y el exterior.
- Respire lentamente, de forma suave y tranquila. Sienta la respiración más en la espalda que en el pecho.
- Relaje la mandíbula y la nuca y baje la barbilla.
- Ante cualquier duda, la que sea, relaje el vientre.
- Sonría.

Índice de ilustraciones

Capítulo I

Capítulo 2

Capítulo 4

Capítulo 5

Capítulo 6

Capítulo 7

Kathleen Porter

Parte II

Parte III

Notas

Observaciones de la autora

Kendra Ing merece mi gratitud por sus ingeniosas ideas y enjundiosos comentarios, los cuales han influido de modo determinante en estas observaciones.

Introducción

Páginas 19-20

Kalb, Claudia, ed. «The Great Back Debate» (El gran debate sobre la espalda), *Newsweek*, 26 de abril de 2004.
Estadísticas de cirugía de infusión espinal e inyecciones epidurales.

Página 20

Staehler, Rick. «What are Potential Risks and Side Effects of Epidural Steroid Injection?» (¿Cuáles son los riesgos potenciales y efectos secundarios de la inyección epidural con esteroides?), <Spine-Health.com>, agosto de 2000.

Capítulo 1. Nuestra forma física

Página 29

La mayoría de los estudios científicos sobre la incidencia de los dolores musculoesqueléticos en varias poblaciones comparan los datos estadísticos de diversos países occidentales. Gran parte de las observaciones de fuera del mundo occidental son anecdóticas y se refieren al modo de vida, trabajo y envejecimiento de las personas. Sin embargo, son varios los estudios que corroboran estas observaciones, a saber:

A. D. A. M. Healthcare Center.

Incluso en Estados Unidos la incidencia de la osteoartritis varía geográficamente. Aunque la tasa media de ancianos que sufren osteoartritis en Estados Unidos es del 60 %, en determinadas regiones del país puede variar en gran manera: la tasa más baja se observa en Hawai (34 %) y la más alta (70,3 %) en Alabama. En general, la mayor prevalencia de la artritis en Estados Unidos se da en los estados centrales y noroccidentales.

Brooks, Peter. «Inflammation as an Important Feature of Osteoarthritis» (La inflamación, una característica importante de la osteoartritis). *Boletín de la Organización Mundial de la Salud*, 81:9, septiembre de 2003, pp. 689-690.

Un mapamundi de la osteoartritis refleja evidentes diferencias regionales: la osteoartritis de la cadera es menos común en África y Asia que en los países occidentales.

Jatayef, Nikolai. «The Burden of Musculoskeletal Conditions at the Start of the New Millenium» (La plaga de las afecciones musculoesqueléticas al comienzo del nuevo milenio). Organización Mundial de la Salud, informe de un grupo científico de la OMS, n.º 919 de la serie de informes técnicos de la OMS, 2003.

Este artículo sostiene que los trastornos musculoesqueléticos y otras afecciones no contagiosas suponen la mayor parte de la carga en el mundo desarrollado, mientras que las enfermedades contagiosas siguen siendo el primer factor patológico en el mundo en desarrollo.

Rottensten, Kirsten. «Division of Aging and Seniors» (División entre personas avejentadas y ancianos). *Enfermedades crónicas en Canadá*. Canadá: Population Health Directorate, Health Promotion and Programs Branch, 17:3, 1996, <www.phac-aspc.gc.ca/publicat/cdic-mcc/17-3/b_e.html>.

A partir de una comparación entre sujetos japoneses y orientales con estadounidenses blancos, así como de sujetos de otros estudios poblacionales, Hoaglund y colaboradores concluyeron que la osteoartritis primaria de la pelvis es un trastorno de los blancos euroestadounidenses. Esto lo corroboran los bajos índices de osteoartritis pélvica que se dan entre las poblaciones negras de Jamaica, Sudáfrica, Nigeria y Liberia, en contraste con los índices más elevados observados entre poblaciones blancas del norte de Inglaterra, Alemania Occidental, Checoslovaquia y Suiza.

Página 30

Kalb, Claudia, ed. «The Great Back Debate», *Newsweek*, 26 de abril de 2004.
Comentario sobre la incidencia del dolor de espalda en Estados Unidos y el coste de su tratamiento.

Páginas 33-34

Los tiempos modernos han dado lugar a estilos de vida más informales y «relajados». Esto plantea la siguiente pregunta: ¿de verdad estamos más relajados? Solemos equiparar menos formalidad a más relajamiento. Mientras que un atuendo menos formal puede ayudar, en efecto, a que uno se sienta más relajado, el hecho de caminar arrastrando los pies y una manera menos formal de tratar nuestros cuerpos generan tensiones en la musculatura y estresan el sistema nervioso, lo que contrarresta toda capacidad de relajarse verdaderamente.

Capítulo 2. Un diseño para vivir

Página 42

Olshansky, S. Jay; Bruce A. Carnes y Robert N. Butler. «If Humans were Built to Last» (Si los humanos estuvieran diseñados para durar). *Scientific American*, marzo de 2001, pp. 51-55.
Este artículo especula con que los humanos han evolucionado mal, de modo que envejecen con numerosos problemas degenerativos, muchos de ellos relacionados con su propio diseño estructural. En él se sugiere que el dolor de espalda es el resultado inevitable de un proceso de adaptación fallido durante nuestra evolución a partir de los ancestros

cuadrúpedos, dando lugar a una columna no demasiado bien concebida para nuestra actual realidad bípeda. Si examinamos más de cerca a las personas que envejecen sin arrastrar los modernos problemas degenerativos, salta a la vista que la evolución, que por definición es un proceso en curso y por tanto nunca puede estar «mal», ha diseñado una columna vertebral humana que es una obra maestra arquitectónica. Tal vez todo el debate entre evolucionistas y creacionistas podría resolverse superando las posturas incompatibles y tratando de aunar los puntos de vista partiendo de la idea de que la evolución tal vez es la manera en que se expresa un diseño inteligente insondable.

Página 43

Por lo general se supone que las personas que acarrean cargas pesadas sobre la cabeza suelen sufrir lesiones o degeneraciones en la columna. En principio, esto es cierto en el caso de las personas con un esqueleto mal alineado. Únicamente quienes mantienen con facilidad un equilibrio natural alineado deberían llevar pesos sobre la cabeza. Cualquier estudio en este terreno debe correr a cargo de investigadores que comprendan plenamente los detalles de la alineación natural; de lo contrario, los resultados no servirán de nada. La autora de este libro conoció a una mujer de 103 años de edad en Indonesia que, según su biznieta, durante años y años acarreó enormes piedras del río sobre la cabeza. Al preguntarle si había sufrido alguna vez dolores de espalda a causa de ello, la mujer contestó: «No».

Página 44

Un eje central es una línea alrededor de la cual gira una figura geométrica. Es un concepto utilizado en matemáticas, ingeniería y biología y aparece como fenómeno tanto en el universo infinito, con la rotación de los planetas, como en el mundo infinitesimal, en el que las espirales del ADN se enrollan alrededor de un eje central. Un eje refleja una idea de organización y simetría, estabilidad y retorno.

Capítulo 3. Un don asombroso

Las personas que conservan la alineación natural hasta una edad avanzada son como tesoros vivientes que guardan los secretos de una vida sana y relajada en sus cuerpos alineados. Dado que nunca han perdido lo que aprendieron instintivamente de niños, no son conscientes de su singularidad. A medida que estas personas van desapareciendo cada vez hay menos individuos poseedores de ese conocimiento innato. La tarea de padres y maestros consiste en ayudar a los niños pequeños a conservar su naturalidad, lo cual no es nada fácil cuando tienen tan pocos ejemplos y modelos que imitar en su entorno.

Capítulo 4. Arquitectura en carne y hueso

Página 61

Juguete Zome®. Zome es una marca registrada de Zometool, Inc., 601 E. 48th Ave., Denver, CO 80216 Estados Unidos; <Zometool.com>

R. Buckminster Fuller (1895-1983) inventó el domo geodésico y fue el primero en calificar la tensegridad –una contracción de integridad tensional– de principio de relación estructural. Según Timothy Wilkin, «las fuerzas entre los huesos y los músculos se mantienen en constante equilibrio, en el que los músculos ejercen un estiramiento continuo, y los huesos, un empuje discontinuo. La tensegridad es la pauta que resulta cuando las acciones de estirar y empujar mantienen entre ellas una relación en la que ambas salen favorecidas. Dichas acciones nos parecen tan comunes y normales en nuestra vida que solemos pensar muy poco en ellas. La mayoría de nosotros supone que son simples oponentes: adentro y afuera; adelante y atrás. Una fuerza va en una dirección y la otra en la dirección contraria. Fuller explicó que estos fenómenos fundamentales no se contraponen, sino que son fuerzas complementarias que siempre aparecen juntas».

Página 64

Lujan, Barbara F. y Ronald J. White. *Human Physiology in Space* (La fisiología humana en el espacio). National Space Biomedical Research Institute, <www.nsbri.org/HumanPhysSpace/focus6/ep_development.html>.

Este sitio contiene una descripción concisa de los componentes y el funcionamiento de los huesos.

Todd, Mabel E. *The Thinking Body* (El cuerpo sabio). Hightstown, NJ. Princeton Book Company, 1937, pp. 59-60.

Página 65

En toda Asia se utilizan comúnmente los andamios de bambú, incluso en la construcción de bloques de pisos de gran altura. El secreto de la estabilidad de estos andamios reside en la integridad de la verticalidad de los postes de base con fuertes junturas que unen los palos horizontales a los postes verticales.

Página 69

McClintic, Robert J. *Basic Anatomy and Physiology of the Human Body* (Anatomía y fisiología básicas del cuerpo humano). Nueva York. John Wiley and Sons, 1980, pp. 157-160.

Página 75

French, A. P. *Newtonian Physics* (Física newtoniana), M. I. T. Series. Nueva York. W. W. Norton and Company, 1971, pp. 123-124.

Página 76

Hasta ahora, los datos relativos al ángulo del sacro apenas han merecido ninguna atención por parte de los científicos con vistas a determinar cuál es la posición natural. Sin embargo, circulan informaciones anecdóticas basadas en la radiografía de un anciano portugués cuya columna parece estar alineada con naturalidad y que, no por casualidad, es capaz de transportar con facilidad pesados cubos de pescado sobre la cabeza. Informaciones como ésta suscitan muchas dudas acerca del arco natural en la base de la columna. ¿Cuál es el ángulo del techo del sacro (plataforma sacral) en los bebés sanos que están aprendiendo a caminar? ¿Cómo es ese ángulo en adultos sanos que conservan durante toda la vida la alineación natural? ¿Qué ocurre con las formas naturales de las vértebras lumbares y de los discos intervertebrales? ¿Acaso cambian en algunas personas cuando pierden la alineación? Mientras que aparentemente no se sabe cuál es la condición natural a este respecto, cualquier estudio futuro de las columnas de personas alineadas en comparación con las de personas no alineadas promete aportar muchos conocimientos interesantes.

Página 78

Ebersberger, Ingo; Dirk Metzler, Carsten Schwarz y Svante Pääbo. «Genomewide Comparison of DNA Sequences between Humans and Chimpanzees»

(Comparación genómica de secuencias de ADN entre humanos y chimpancés). *American Journal of Human Genetics*. 70:1490-1497, 2002.

La capacidad de braquear –desplazarse con los brazos colgándose y descolgándose de ramas o cuerdas y columpiando el cuerpo– sólo la tienen algunos simios y monos araña.

Páginas 83-85

McClintic, Robert J. *Basic Anatomy and Physiology of the Human Body.* Nueva York. John Wiley and Sons, 1980, pp. 291-301.

Capítulo 5. Las tres ruedas de la alineación

Página 92

Hay una serie de trastornos dolorosos que se agrupan en la categoría del síndrome de dolor pélvico crónico (SDPC) –prostatitis, cistitis intersticial, mialgia del suelo pélvico, incontinencia– y que afectan todos de una manera u otra a los músculos del suelo pélvico. Se trata concretamente de los músculos elevadores del ano, que pasan entre el pubis y el sacro; en las mujeres, un grupo central de estos músculos rodea la uretra, la vagina y el recto. Debajo de este suelo también hay esfínteres alrededor del ano y la uretra. El músculo obturador interno y el músculo piriforme controlan el movimiento de la pelvis pero, dado que se insertan en el hueso púbico, también pueden afectar de alguna manera a la uretra. El nervio pudendo apoya los músculos del suelo pélvico. En general, estos grupos de músculos desempeñan funciones de apoyo de los órganos internos, sirven de esfínteres de la vejiga y están implicados en la función sexual. Es interesante saber que ciertos logros recientes del tratamiento de las afecciones arriba enumeradas están relacionados con la práctica de enseñar a los pacientes a relajar el suelo pélvico. Esto merece destacarse especialmente porque la causa de todas esas afecciones sigue siendo en gran medida desconocida, aunque no está fuera de lugar suponer que la colocación antinatural del hueso pélvico puede alterar lo que de otro modo sería una disposición simétrica de las fibras de estos músculos.

Hetrick, Diane C., y cols. «Musculoskeletal Dysfunction in Men with Chronic Pelvic Pain Syndrome Type III: A Case-control Study» (La disfunción musculoesquelética en hombres con síndrome de dolor pélvico crónico de tipo III: el estudio de control de casos). *Journal of Urology*, 170(3):828-831, septiembre de 2003.

En una comparación de hombres con y sin dolor pélvico, los que sufrían dolor mostraban una tensión significativamente mayor de los músculos del suelo pélvico.

True, Lawrence, y cols. «Prostate Histopathology and Chronic Prostatitis/ Chronic Pelvic Pain Syndrome: A Prospective Biopsy Study» (Histopatología de la próstata y prostatitis crónica/síndrome de dolor pélvico crónico: estudio prospectivo de biopsias). *Journal of Urology*, 162(11):2014, diciembre de 1999.

El término *prostatitis* significa 'inflamación de la próstata', que puede ser el diagnóstico primario de los hombres que sufren dolor pélvico crónico. Este estudio revela que tan sólo el 5 % de los pacientes que se quejaban de dolor crónico presentaban una inflamación entre moderada y grave de la próstata, lo que plantea la cuestión de si numerosos casos de prostatitis pueden diagnosticarse de forma más precisa como una tensión crónica de los músculos del suelo pélvico. Un examen de la postura de hombres que presentan estos síntomas bien podría revelar la causa, en algunos casos, de la inclinación de la pelvis.

Weiss, Jerome M., profesor clínico adjunto, Universidad de California, San Francisco; fundador del Pacific Center for Pelvic Pain and Dysfunction. Interstitial Cystitis Network, Chat Log.

El doctor Weiss sugiere que el dolor de pelvis se debe a una sobrecarga repetitiva, continua o excesiva de los músculos del suelo pélvico. «Pueden ocurrir hechos en la vida de uno que generan un aumento gradual de la tensión que finalmente hace que se manifiesten los síntomas. Algunos de éstos pueden consistir en fenómenos de retención y tensión en la base de la vejiga que se desarrollan en una fase temprana. Pueden ser consecuencia de abusos sexuales o de un aprendizaje traumático de la evacuación higiénica, o incluso de la práctica de la danza o la gimnasia, cuando se enseña a los niños a mantener tensos esos músculos, de traumatismos menores pero repetitivos, de esfuerzos para ir de vientre, de un accidente, una caída o una lesión al practicar un deporte... Cuando una persona está estresada, el cóccix empuja hacia delante, y al hacerlo comprime los órganos que se hallan junto a esos músculos y los empuja hacia arriba, contra el hueso púbico. Algunas terapias eficaces incluyen una reeducación postural y la aplicación de técnicas de relajación.»

Wise, David, y Rodney Anderson. *Headache in the Pelvis: A New Understanding and Treatment for Prostatitis and Chronic Pelvic Pain Syndromes* (Jaqueca en la pelvis: una nueva explicación y tratamiento de la prostatitis y los síndromes crónicos de dolor pélvico). COP. National Center for Pelvic Pain, 2005.

Los síndromes crónicos de dolor pélvico se deben a menudo al uso excesivo de los músculos de la pelvis, como si uno intentara «proteger los genitales, el recto y el contenido de la pelvis frente a cualquier lesión o dolor contrayendo los músculos pélvicos. Esta tendencia deviene exagerada en los individuos predispuestos y con el tiempo da lugar a la aparición de dolores de la pelvis y a su mal funcionamiento». El doctor Wise apunta que el hecho de que la prostatitis resista en gran medida todo tratamiento se debe a que algunos pacientes contraen crónicamente –y sin saberlo, desde luego– los músculos del suelo pélvico, con lo que los tejidos irritados no tienen prácticamente ninguna posibilidad de curarse. Esto puede dar lugar a su vez a síntomas que comúnmente se asocian con la prostatitis. El tratamiento aplicado normalmente por el doctor Wise y sus colegas de la Universidad de Stanford en la Prostatitis Foundation consiste en técnicas de relajación progresiva para romper el círculo vicioso de los «músculos pélvicos contraídos y el tejido conectivo».

Página 94

Los informes sobre el peso de la cabeza humana dan valores que oscilan entre 3,5 y 7 kilogramos, así que podemos decir que la cabeza de una persona adulta pesa en promedio un poco más de 5 kilogramos.

Capítulo 6. Respirar vida

Página 97

Evans, D. W., y L. C. Lum. «Hyperventilation: An Important Cause of Pseudoangina» (La hiperventilación, causa importante de la pesudoangina). *The Lancet*, 1(8004):155-7, enero de 1977.

Magarian, Gregory J.; Deborah A. Middaugh y Douglas H. Linz. «Hyperventilation Syndrome: A Diagnosis Begging for Recognition» (El síndrome de hiperventilación: un diagnóstico que es preciso reconocer). *Western Journal of Medicine*, 138(5):733-736, mayo de 1983.

El síndrome de hiperventilación suele asociarse a factores emocionales y a la tendencia a la respiración torácica. «Entre los pacientes más difíciles y frustrantes para los médicos se hallan los que se presentan con múltiples quejas relacionadas con diversos órganos y que, a pesar de haber acudido a muchos médicos, no consiguen obtener una explicación satisfactoria de sus síntomas ni del alivio de éstos. Al repasar cada uno de sus órganos, el paciente suele describir algún síntoma o dolencia. Después de haber sido visitados por numerosos facultativos y realizado muchas pruebas de diagnóstico que han descartado cualquier trastorno orgánico, a estos pacientes muchas veces se les despacha diciendo que no tienen nada o, en todo caso, que tienen una neurosis grave, ansiedad, depresión, hipocondría o histeria, a pesar de la persistencia de unos síntomas que pueden llegar a incapacitarles para trabajar o desempeñar otras actividades de la vida cotidiana. Por desgracia, esta situación sigue siendo bastante común y es la circunstancia habitual en que se detecta un síndrome de hiperventilación, meses o incluso años después de manifestarse por primera vez... A la larga se puede llegar a controlar mediante terapias de relajación y enseñando a los pacientes a respirar más con el diafragma que con el tórax.» Estos médicos van por el buen camino. Respirar bien es vital, igual que la alineación natural del esqueleto, que es la que permite una respiración eficiente.

Magarian, Gregory J. «Hyperventilation Syndrome: Infrequently Recognized Common Expressions of Anxiety and Stress» (Síndrome de hiperventilación: expresiones comunes pocas veces reconocidas de la ansiedad y el estrés). *Medicine*, 61, junio de 1982, 219-236, <www.iscid.org/encyclopedia/Bohr_Effect>.

El efecto Bohr es una adaptación de los animales que liberan oxígeno en tejidos anóxicos de los capilares, donde el dióxido de carbono aspirado rebaja el pH de la sangre, siendo descrito por primera vez por el fisiólogo danés Christian Bohr, en 1904. La respiración normal mantiene la hemoglobina –la proteína que transporta oxígeno de los pulmones al resto del cuerpo– saturada de oxígeno (O_2). Cuando respiramos más de lo necesario (hiperventilación), perdemos CO_2, el cual necesitamos para poder utilizar el O_2. Paradójicamente, cuanto más respiramos, tanto menos oxígeno ponemos a disposición de nuestros tejidos corporales. En cuestiones de respiración, *más* no significa necesariamente 'mejor'. El consejo de respirar profundamente cuando se está bajo tensión o se sufre un ataque de pánico puede empeorar las cosas. Las causas combinadas de los ataques de pánico –la tensión, la respiración excesiva habitual y una mentalidad catastrofista– se alimentan mutuamente, a veces incluso simulando los síntomas de un infarto cardiaco. Hay que distinguir entre «respirar hondo» y «respirar excesivamente» (que comúnmente, y por error, se confunde con respirar hondo), lo cual no aprovecha suficientemente la acción del diafragma y bloquea la capacidad del cuerpo de utilizar el oxígeno. En realidad, la respiración profunda es lenta y relajada, fruto del movimiento elástico del diafragma. Una respiración de este tipo es suave, tranquila, nutritiva y «profunda» en el vientre.

Páginas 101-102

Todd, Mabel E. *The Thinking Body*. Hightstown, NJ. Princeton Book Company, 1937, p. 234.

Páginas 103-104

Koch, Liz. *The Psoas Book* (El libro del psoas). Felton, CA. Guinea Pig Publications, 1997.

Capítulo 7. Los pies

Página 110

McClintic, Robert J. *Basic Anatomy and Physiology of the Human Body*. Nueva York. John Wiley and Sons, 1980, pp. 157-160.

Página 111

Rao, Udaya Bhaskara y Benjamin Joseph. «The Influence of Footwear on the Prevalence of Flat Food» (La influencia del calzado en la prevalencia de pies planos). *The Journal of Bone and Joint Surgery*. 74B(4):525-527, 1992.

Este estudio realizado en 2 300 niños reveló que el fenómeno de los pies planos estaba más extendido entre los niños que llevaban zapatos fuertemente atados, menos entre los que calzaban chanclas o sandalias y muy poco extendido entre los que iban descalzos. La conclusión del estudio fue que llevar calzado durante la primera infancia es contraproducente para el desarrollo de un arco longitudinal normal.

Capítulo 8. El embarazo y sus posibilidades

Páginas 117-123

Gaskin, Ina May. *Ina May's Guide to Childbirth* (La guía de Ina May sobre el parto). Nueva York. Bantam, 2003.

Goer, Henci. *The Thinking Woman's Guide to a Better Birth* (La guía de la mujer sabia para un parto mejor). Nueva York. Berkley Publishing Group, 1999.

McCutheon, Susan. *Natural Childbirth the Bradley Way* (El método Bradley). Nueva York. Bantam Book, 1984.

Capítulo 9. Nuestros hijos en peligro

Páginas 126-127

Gorman, Christine. «Why more Kid are Getting Hurt» (Por qué hay más niños que se lastiman). *Time Magazine*, 6 de junio de 2005.

La cirugía ortopédica pediátrica es una especialidad reciente que no deja de crecer. Los médicos dicen que han de tratar heridas que nunca antes se habían visto en niños tan pequeños. Lo achacan a un exceso de entrenamiento, pero ¿no podría deberse también a nuestro cambio de hábitos?

Capítulo 10. ¿Ejercicio gimnástico o actividad natural?

Página 141

«Common Sports Injuries» (Lesiones deportivas comunes). *Merck Manual of Diagnosis and Therapy*, parte 5, capítulo 62. Rahway, NJ. Merck Publishing, 2004.

«Todos los años se tratan más de diez millones de lesiones deportivas en Estados Unidos. Tanto atletas como no atletas sufren lesiones muy parecidas. Por ejemplo, la epicondilitis lateral y medial (codo de tenista) puede producirse al llevar una maleta, manejar un destornillador o abrir una puerta atascada; y el dolor patelofemoral (rodilla del corredor) puede tener su causa en una pronación excesiva al caminar.»

<www.americansportsdata.com/sports_injury1.asp>

El número de miembros de clubes de salud aumentó un 266 % entre 1987 y el 2001; paralelamente se produjo un salto del número de lesiones.

Páginas 141-142

Las endorfinas y el estímulo que siente uno cuando lleva a cabo ciertos tipos de ejercicios tienen su lado bueno y su lado malo. El lado malo se observa cuando una persona tiene necesidad de hacer ejercicio para sentirse bien, feliz y contenta. Algunas personas se sienten muy nerviosas y como fuera de sí cuando interrumpen su rutina de ejercicio físico, aunque sea por un momento. Esto es señal de una disfunción del sistema nervioso autónomo, que podría ser el resultado de un ejercicio físico excesivo.

Brene, Stefan. *The Journal of Neuroscience*. 22(18):8133-8138, 15 de septiembre de 2002.

«Aunque sea meramente especulativo, el conocimiento cada vez mayor de FosB indica que esta proteína, o las diversas vías moleculares que regula, podría ser un objetivo adecuado para el desarrollo de terapias farmacológicas de una serie de trastornos [incluidos] los de tipo alimentario, la ludopatía, el exceso de ejercicio...»

Pert, Candace B. *Molecules of Emotion: The Science Behind Mind-Body Medicine* (Las moléculas de la emoción: la ciencia subyacente a la medicina de cuerpo-mente). Nueva York. Scribner, 1997.

Pert es un pionero en el terreno de la investigación de los neuropéptidos y fue quien descubrió los receptores de opiáceos e impulsó el reconocimiento por parte de la comunidad científica de la relación entre cuerpo y mente. Este libro hace que este tema complejo resulte fácil de entender.

Werme, Martin; Peter Thoren, Lars Olson y Stefan Brene. «Running and Cocaine Both Upregulate Dynorphin mRNA in Medial Caudate Putamen» (Tanto correr como consumir cocaína aumentan el nivel de mRNA de la dinorfina en el putamen del núcleo caudado). *European Journal of Neuroscience*, 12:8, agosto de 2000, p. 2967.

De acuerdo con estos neurólogos, «actividades físicas como correr largas distancias pueden generar hábitos y se asocian con sensaciones de bienestar hasta tal punto que se justifica su comparación con comportamientos adictivos inducidos por drogas».

Página 144

Todd, Mabel E. *The Thinking Body*. Hightstown, NJ. Princeton Book Company, 1937, p. 40.

Página 152

Entre los atletas plusmarquistas con una columna vertebral naturalmente alineada figuran el corredor olímpico Carl Lewis, el jugador de baloncesto Yao Ming, la tenista Venus Williams, el jugador de fútbol americano Jerry Rice, el jugador de béisbol Roberto Clemente y un número enorme de corredores de Kenia. Estas personas ilustran la fuerza innata y la libertad de movimientos de que disponen quienes habitan sus cuerpos de un modo natural.

Capítulo 11. Consecuencias para la salud

Página 160

Osteoarthritis. National Institute of Health. National Institute of Arthritis and Musculoskeletal Symptoms. <www.niams.nih.gov/hi/topics/arthritis/oahandout.htm>.

Página 161

Bone Health and Osteoporosis: A Report of the Surgeon General (Salud ósea y osteoporosis: informe de la Dirección General de Sanidad). Octubre 2004, <www.surgeongeneral.gov/library/bonehealth>

Brown, Susan E., *Better Bones, Better Body: Beyond Estrogen and Calcium* (Huesos mejores, cuerpo mejor: más allá del estrógeno y del calcio). Los Ángeles, CA. Keats Publishing, 2000.

    Este libro contiene mucha información acerca de la osteoporosis.

Informe «Osteoporosis Management» (Gestión de la osteopororis). *The Online Series of Continuing Medical Education*, American Medical Association.

    Panorámica de la osteoporosis y los tratamientos recomendados.

Página 116

<www.ars.usda.gov/is/AR/archive/mar03/osteo0303.htm>

    La causa de la osteoporosis sigue siendo en gran parte desconocida.

Alexander, F. M. *The Essential Writings of F. Matthias Alexander: The Alexander Technique* (Escritos básicos de F. Matthias Alexander: el método Alexander). Edward Maisel, ed. Secaucus, NJ. Carol Publishing Group, 1990.

«Prácticamente no hay ninguna función corporal, desde la digestión hasta la respiración, que no pueda verse gravemente trastornada por una coordinación deficiente del cuerpo.»

Páginas 164-166

La mala alineación de los huesos provoca tensiones musculares, tensiones que restringen la respiración libre y relajada. Y este tipo de respiración es necesaria para que funcione el sistema nervioso parasimpático (respuesta de relajación). Cuando no existe la respuesta de relajación, el sistema nervioso simpático domina, y entonces aparecen el estrés y la ansiedad, la tensión y el dolor y, finalmente, disfunciones y enfermedades. Sería muy revelador comparar la salud global de las personas que han vivido siempre con un esqueleto naturalmente alineado, con otras que no lo tienen. Hasta ahora no se ha llevado a cabo ningún estudio de este tipo.

Capítulo 12. Más allá de lo físico

En los terrenos de la psicología y la espiritualidad es donde se llevan a cabo más investigaciones innovadoras y más enfoques profundos acerca del binomio cuerpo-mente. Desde los síntomas de disfunciones y enfermedades hasta los estados más elevados de la conciencia, el individuo se considera un conjunto integrado y un sistema de elementos interdependientes que reflejan una realidad interna y externa. A través de una comprensión gradual de este funcionamiento, ha habido numerosos pioneros que se han ido apoyando unos en otros a fin de comprender aquello que siempre han enseñado los maestros espirituales de todos los tiempos: las aptitudes para relajarse mental y físicamente son interdependientes y subyacen en lo más profundo de la experiencia de la paz interior. Hans Selye fue el primer médico moderno que confirmó la influencia del estrés en la capacidad de las personas para enfrentarse a los numerosos retos de la vida. Herbert Benson definió la respuesta de relajación y fue uno de los primeros en aportar a la medicina espiritualidad y sanación. Las investigaciones de Candace Pert arrojaron luz sobre las funciones cuerpo-mente como una red psicosomática de moléculas de información que controlan la salud y la fisiología. John Kabat-Zinn introdujo la práctica de la meditación consciente en la medicina y mostró cómo ésta permite tratar un amplio espectro de cuestiones de salud mediante la reducción del estrés. Si estas personas no hubieran querido estudiarse a sí mismas tan de cerca del mismo modo que muchos otros científicos suelen observar los fenómenos externos, su trabajo no habría servido de nada. Se trata ésta de una oportunidad al alcance de todos: estudiarse uno mismo llevando la atención al interior de cada uno y descubrir cada cual quién es realmente.

Página 169

Agazarian, Y. *Systems-Centered Therapy for Groups* (Terapia para grupos centrada en sistemas). Nueva York y Londres. Guildford, 1997.

Begin, A. E., y S. L. Garfield (ed.). *Handbook of Psychotherapy and Behaviour Change* (Manual de psicoterapia y cambios de comportamiento). 4.ª edición. Nueva York. John Wiley and Sons, 1995, p. 238.

James, W. «A Study of the Expression of Bodily Posture» (Estudio sobre la expresión corporal). *Journal of General Psychology,* 7, 1932, pp. 405-406.

Reossbrg-Gempton, I. y G. Poole. *The Effect of Open and Closed Postures* (El efecto de las posturas abiertas y cerradas). COP, 1993.

Sikes, Charlotte y John Westefeld. «Therapists' Postures: Response to Spinal Alignment» (Posturas terapéuticas: respuesta a la alineación espinal). *JASNH.* Universidad de Iowa. Reysen Group, 1:4, 1529-8714, 2002. Páginas 57-68. <www.jasnh.com/a9.htm>

Este artículo, citado más abajo, es un compendio de otros artículos y estudios que pormenorizan los puntos de vista apreciables de detalles mentales y emocionales visibles, conscientes o no, a través del modo en que habitamos nuestro cuerpo:

«Este estudio examina cómo una alineación terapéutica de la columna, definida como organización de los tres pesos corporales principales (cráneo, tórax y pelvis) en torno a una línea vertical afecta a la percepción que la persona tiene de sí misma. [Un] estudio demostró que las posturas abiertas están asociadas a las emociones positivas, mientras que las posturas cerradas reflejan emociones negativas (Rossberg-Gempton y cols., 1992). Debido al efecto que la postura tiene sobre las emociones y dado que los estudios muestran que los niveles de angustia de los terapeutas pueden obstaculizar la mejoría de los pacientes, o incluso provocar en ellos cambios negativos, la postura de un terapeuta puede influir indirectamente en el resultado terapéutico (Begin y Garfield, 1994). Según Begin y Garfield, 1994, el bienestar y la adaptación del terapeuta influye de modo importante en los resultados terapéuticos. Estos efectos de la postura tienen que ver con la «postura sentida», un término que se refiere a la experiencia de la postura (James, 1890). Las "posturas vistas", en cambio, se refieren a la observación postural (James, 1890). Estos términos son útiles, pues las posturas parecen afectar tanto al que las adopta como al que las observa. Algo tan sutil como los movimientos integrados del cuerpo, calificados por combinaciones de posturas y gestos (PGM), corresponde a una comunicación verbal más sincera y relajada (Winter, 1989) [...] Al demostrar que las posturas no reflejan meramente estados internos, sino que pueden producirlos, Riskind y Gotay (1982) descubrieron que los trabajos destinados a provocar la indefensión adquirida eran más efectivos cuando los realizaban personas con la espalda flexionada que cuando los llevaban a cabo personas erguidas [...] Además, la relajación muscular ha demostrado que alivia la ansiedad y los sentimientos de culpa (Laird, 1984; Rasid y Parish, 1998) [...] La psicoterapia centrada en sistemas (SCT) es una técnica cada vez más popular en los últimos años entre los terapeutas; requiere que tanto terapeutas como pacientes se sienten «centrados», lo que se define como sentados en posición recta sobre los huesos isquiones (la parte de la pelvis que se apoya sobre la silla o el suelo cuando uno se sienta recto) y los pies apoyados en el suelo (Agazarian, 1997). La teoría SCT sostiene que además de aminorar la ansiedad y la tensión, una posición erguida, pero relajada, predispone más al paciente para la exploración terapéutica (Agazarian, 1997). En apoyo de esta teoría, un estudio médico reveló que los participantes del estudio que pasaban de una postura erguida a otra curvada experimentaban una disminución de sus principales frecuencias de resonancia (Kitazaki, 1998). Estos resultados manifiestan que la alineación espinal afecta al nivel vibracional del cuerpo».

Tolle, Eckhart. *The Power of Now*. World Library, 1999, pp. 94-100. (*El poder del ahora*. Ediciones Gaia, 2003)

Winter, D.; C. Widell, G. Truitt y J. George-Falvey. «Empirical Studies of Posture-Gesture Mergers» (Estudios empíricos de combinaciones de posturas y gestos). *Journal of Nonverbal Behaviour*, 1989, pp. 207-222.

Apéndice

Esta lista de direcciones no pretende excluir ninguna modalidad u organización que sea compatible con los principios de la alineación natural. Esta breve enumeración le ofrece al lector un posible punto de partida para localizar a alguien disponible en su zona.

Alineación natural

Los principios y orientaciones que se enseñan en el Balance Center inspiraron la elaboración de este libro.

En este centro el lector podrá encontrar la ayuda práctica y personalizada que precise para aprender a ponerlos en práctica. El Balance Center organiza cursillos constantemente (inclusive de yoga en equilibrio), seminarios, sesiones intensivas y clases particulares.

Es de gran ayuda (en muchos casos, esencial) contar con la experiencia práctica de trabajar con alguien que nos enseñe y nos oriente para encontrar la alineación natural que de otro modo la pauta muscular inconsciente podría impedirnos alcanzar.

Esto resulta especialmente beneficioso para todo aquel que esté dolorido, aunque cualquier persona puede aprender a sentirse más cómoda y relajada encontrando un modo de habitar el cuerpo de modo natural.

En todo Estados Unidos hay de quince a treinta profesores experimentados del Balance. El lector interesado puede ponerse en contacto con el Balance Center para informarse de si hay alguno en su zona. También ofrece cursos de formación para profesores.

Balance Center
560 Oxford Avenue
Palo Alto, CA 94306
Estados Unidos de América
(650) 856-2000
Jean Couch, directora
<www.balancecenter.com>
info@balancecenter.com

Clases, seminarios y sesiones particulares de alineación natural donde se enseña cómo sentarse, estar de pie, agacharse, caminar y en general habitar el propio cuerpo de una forma natural, relajada y confortable. Una vez aprendidos, estos principios pueden aplicarse al hacer ejercicio, practicar deporte, trabajar en el jardín, estar sentado frente al ordenador y todas las demás actividades cotidianas. Kathleen está regularmente disponible para desplazarse para impartir seminarios y realizar presentaciones.

Wellspring Center for Natural Alignment
190 Kamehameha Avenue, Room 5
Hilo, HI 96720
Estados Unidos de América
(808) 896-4629
Kathleen Porter
<www.agelessspine.com>
contact@agelessspine.com

Modalidades complementarias

El método Alexander, creado por F. M. Alexander hace más de un siglo, ha ayudado a miles de personas a aprender cómo habitar su cuerpo de una manera más natural y relajada. El método Alexander hace hincapié en el conocimiento y el abandono consciente de hábitos contraproducentes. Aunque existen ciertas diferencias entre las orientaciones del método Alexander y el enfoque «desde abajo» del Balance, desarrollado por Jean Couch, las similitudes son significativas. Aprender con un profesor bien preparado y sensible del método Alexander puede ayudar a cualquier persona a convertirse en su propia maestra, que es el objetivo último de todos estos enfoques y métodos.

Alexander Alliance
2967 Schoolhouse Lane, Apt. 306
Filadelfia, PA 19144
Estados Unidos de América
Martha y Bruce Fertman, directores
(215) 844-0670
<www.alexanderalliance.com>
contact@alexanderalliance.com

American Society of the Alexander Technique
P. O. Box 60008
Florence, MA 01062
Estados Unidos de América
(800) 473-0620 ó (413) 584-2359
<www.alexandertech.org>
info@amsat.ws

MASAJES, ACUPUNTURA, ETC.

Rolfing, masajes, acupuntura, *reiki*, *healing touch*, terapia craneosacral

Cualquiera que haya experimentado prácticas de este tipo sabe que los masajistas, los sanadores energéticos y los médicos de acupuntura prestan un importante servicio que beneficia a numerosas personas. Algunos terapeutas tienen un don especial que facilita el proceso curativo creando las condiciones adecuadas para que la energía fluya con mayor facilidad. Recordemos que la curación es un proceso interno y que los demás tan sólo pueden ayudar. Es útil pensar en el terapeuta como en alguien que asiste a un proceso curativo en el que el protagonista activo es uno mismo, quien ha de decidir si se libera de todo lo que ya no necesita. Hemos de ser pacientes con nosotros mismos: alineemos nuestros huesos de la mejor manera que sepamos, prestemos atención a la respiración y al momento presente cada vez que nos acordemos, y después aprovechemos la ayuda de otros para buscar apoyo y estímulo a este proceso.

La mejor manera de encontrar al terapeuta adecuado pasa tal vez por consejo a los conocidos. El boca a boca puede ser una fuente de información muy fiable. En última instancia, el propio instinto y la propia experiencia serán factores primordiales a la hora de tomar una decisión. Algunos terapeutas, como los que tienen una licenciatura en masajes y acupuntura, tienen permiso de las autoridades sanitarias zonales; y hay entidades que cuentan con el certificado de alguna organización nacional, como las que se enumeran a continuación. Algunas de las entidades indicadas combinan los masajes con los ejercicios de movimiento.

Rolf Institute of Structural Integration
5055 Chaparral Court, Suite 103
Boulder, CO 80301
Estados Unidos de América
(800) 530-8875, (303) 449-5903
<www.rolf.org>
info@rolf.org

Upledger Institute (Cranial-Sacral Therapy)
11211 Prosperity Farms Road, Suite D-325
Palm Beach Gardens, FL 33410
Estados Unidos de América
(561) 622-4334
<www.upledger.com>
upledger@upledger.com

Healing Touch International
445 Union Blvd., Suite 105
Lakewood, CO 80228
Estados Unidos de América
(303) 989-7982
Fax (303) 980-8683
<www.healingtouch.net>
htiheal@aol.com

Hanna Somatic Education
605 Calle de Valdés
Santa Fe, NM 87505
Estados Unidos de América
(505) 699-8284
<www.somatics.com>
inquiry@somatics.com

Aston Enterprises (Aston Patterning)
P. O. Box 3568
Incline Village, NV 89450
Estados Unidos de América
(775) 831-8228
<www.astonkinetics.com>
infor@astonkinetics.com

Zero Balancing Association
8640 Guilford Road, Suite 240
Columbia, MD 21046
Estados Unidos de América
(410) 381-8956
<www.zerobalancing.com>

Hellerwork Structural Integration
<www.hellerwork.com>
infor@hellerwork.com

MOVIMIENTO, EJERCICIO Y ARTES MARCIALES

Qigong, tai chi, yoga, feldenkrais, aikido, kendo

Estas disciplinas resultan muy beneficiosas si se practican de manera que refuercen la comprensión de que una relajación real en cualquier actividad es la piedra angular de la buena salud.

A ser posible, conviene elegir variantes de ejercicio y unos monitores que favorezcan y estimulen la alineación natural de los huesos y la fuerza innata, que es un subproducto de la buena alineación estructural.

El lector hará bien en observar si su motivación para participar en estas actividades se basa en el deseo de reforzar la musculatura y eliminar las tensiones o en una preocupación por la propia imagen más que por el propio sentimiento.

Lo mejor es informarse en un entorno próximo y probar con diferentes actividades hasta dar con las que más favorezcan la alineación y el relajamiento.

Recursos respiratorios

Cualquier medida que nos ayude a alinear los huesos y a relajarnos más profundamente favorecerá nuestra respiración. Esto es importante, pues no hay nada más fundamental, desde el punto de vista de la salud y del bienestar general, que una respiración natural y relajada. Aliviar las tensiones para respirar con más naturalidad es algo que necesita tiempo y práctica. Conviene prestar atención a la respiración tantas veces como nos acordemos a lo largo del día. El factor más importante para cambiar la manera de respirar es el de la observación: este simple acto, la atención consciente, hace que a menudo la calidad respiratoria cambie por sí sola, sin que nadie la dirija. Estemos atentos.

He aquí varios libros excelentes centrados en la respiración

Bacci, Ingrid. *Effortless Pain Relief.* Nueva York. Free Press, 2005. Este magnífico libro sobre el alivio del dolor contiene mucha información útil sobre la respiración relajada.

Caponigro, Andy. *The Miracle of the Breath.* Novato, CA. New World Library, 2005. Explica cómo respirar bien ayuda a superar el miedo, curar enfermedades y conocer el misterio de la vida.

Hanh, Thich Nhat. *Breathe! You are Alive: Sutra on the Full Awareness of Breathing.* Berkeley. Parallax Press, 1960. La respiración como práctica de meditación. Palabras sencillas, mensajes profundos.

Lewins, Dennis. *Free your Breath, Free your Life.* Boston. Shambhala, 2004. Información útil y ejercicios para favorecer la respiración consciente a fin de relajar las tensiones y reforzar la vitalidad.

Speads, Carola. *Ways to Better Breathing.* Rochester, VT. Healing Arts Press, 1992. Ésta es una obra clásica sobre la respiración.

Meditación consciente

Tener presencia de ánimo es ser consciente del momento presente prestando atención a «lo que hay». La meditación consciente es un método para cultivar la presencia de ánimo, que luego puede aplicarse en la vida cotidiana. Para meditar no hace falta estar sentado sobre un cojín: podemos hacerlo mientras lavamos los platos o conducimos el coche. Sin embargo, la práctica formal de la meditación puede ayudarnos a acelerar y reforzar enormemente nuestra capacidad para estar atentos y tener presencia de ánimo. Tradicionalmente, esta forma de meditación tiene su base espiritual en las enseñanzas de Buda; a través de ella la persona que medita avanza hacia la iluminación y la liberación. Si esto no ayuda al lector, tal vez le sirva concebir esta forma de meditación como un arte y una ciencia de la vida más que como una religión. De este modo, uno puede concentrarse en las ventajas específicas derivadas de la práctica a fin de aprender a alinear el cuerpo de modo más natural.

Hoy en día es mucho más fácil encontrar actividades para la presencia de ánimo y la meditación que hace tan sólo unos años. Actualmente, son muchos los colectivos que tienen la posibilidad de practicar con otros de la misma localidad, y cientos de hospitales de todo el país cuentan con programas antiestrés basados en la presencia de ánimo.

He aquí una lista muy somera de los numerosos y estupendos libros que existen sobre el tema y de algunos centros que ofrecen retiro y enseñanza.

Gunaratana, Bhante Henepola. *Mindfulness: In Plain English*. Somerville, MA. Wisdom Publications, 2002. Un resumen clásico con instrucciones claras y concisas de un hombre que a los doce años de edad se hizo monje en Sri Lanka y después se doctoró en Filosofía por una universidad estadounidense.

Johnson, Will. *The Posture of Meditation: A Practical Manual for Meditators of all Traditions*. Shambhala. Boston, 1996. Una magnífica guía práctica con ejercicios para trabajar la postura de la meditación y estrategias para integrar estos principios en la vida cotidiana.

Kabat-Zinn, J. *Full Catastrophe Living: Using the Wisdom of your Body and Mind to Face Stress, Pain and Illness*. Nueva York. Delacorte 1990. Uno de los primeros libros que abordan la cuestión de la meditación consciente y su relación con el alivio de tensiones y la salud. Un compendio de informaciones útiles.

Kabat-Zinn, J. *Wherever You go, there You are: Mindfulness Meditation in Everyday Life*. Nueva York. Hyperion, 1994. Breves comentarios significativos que permiten profundizar en la comprensión y apreciación de la meditación consciente.

Weiss, Andrew. *Beginning Mindfulness: Learning the Way of Awareness.* Novato, CA. New World Library, 2004. Una guía práctica para aplicar la meditación consciente directamente en la vida cotidiana.

Los siguientes centros ofrecen retiros de meditación consciente y tal vez ayuden al lector a encontrar alguna oferta en su zona:

University of Massachusetts Medical School
Center for Mindfulness
55 Lake Avenue North
Worcester, MA 01655
Estados Unidos de América
(508) 856-2656
<www.umassmed.edu/cfm/mbsr>

Insight Meditation Society
1230 Pleasant St.
Barre, MA 01005
Estados Unidos de América
(978) 355-4378
<www.dharma.org>
RC@dharma.org

Shambhala Mountain Center
4921 County Road 68C
Red Feather Lakes, CO 80545
Estados Unidos de América
(970) 881-2184
<www.shambhalamountain.org>
info@shambhalamountain.org

Spirit Rock Meditation Center
P. O. Box 169
Woodacre, CA 94973
Estados Unidos de América
(415) 488-0164
<www.spiritrock.org>
info@spiritrock.org

Tathagata Meditation Center
1215 Lucretia Avenue
San José, CA
Estados Unidos de América
(408) 294-4536
<www.tathagata.org>

MATERIALES ÚTILES

Cuña para sentarse

Se trata de una cuña de gomaespuma que ayuda a mantener una posición equilibrada de la pelvis cuando se está sentado.

Esto resulta especialmente útil si no se tiene todavía cierto arco natural en la base de la columna. Las cuñas también van bien para los asientos de los coches que tienen la parte de detrás más baja que la de delante (es el caso de la mayoría de los automóviles) y no pueden ajustarse para corregirlo.

Existen varios tipos de cuñas en el mercado, y a precios muy diversos. Muchas de ellas presentan un hueco para eliminar la presión sobre el cóccix. Aunque este tipo de cuñas van bien, el hueco no es necesario, pues cuando uno está sentado de forma naturalmente alineada no se ejerce ninguna presión sobre el cóccix, dado que el contacto con la base afecta tan sólo a los huesos de la pelvis y las piernas.

Una vez se ha comprendido cómo hay que sentarse de forma naturalmente alineada y cuando se consigue hacer correctamente, también se puede utilizar cómodamente una «silla» de balón inflable.

Balance Center
560 Oxford Avenue
Palo Alto, CA 94306
Estados Unidos de América
(650) 856-2000
<www.balancecenter.com>
info@balancecenter.com

Aston Enterprises
(775) 831-8228
<www.astonkinetics.com>
infor@astonkinetics.com
<www.sissel-shop-usa.com>

Además de las cuñas de espuma, en esta tienda virtual también venden un cojín inflable llamado Sitfit, que se anuncia como una combinación del balón inflable para sentarse con las propiedades de una cuña. La buena noticia es que el Sitfit Kinder está concebido para los niños y se utiliza en algunos colegios para ayudar a los alumnos a sentarse de manera más alineada.

Conviene recordar que ninguno de los productos mencionados sustituye la necesidad de sentarse de manera alineada. El hecho de sentarse incorrectamente en cualquier superficie puede forzar a la caja torácica a girar hacia atrás, tensando la espalda y constriñendo el diafragma.

Plantillas de apoyo

Estas plantillas pueden ser útiles para mantener los pies en una posición de «pala», en la que el peso descansa plenamente sobre los talones (exploración n.º 3), interviniendo los músculos de las piernas y los tobillos. Esto no quita que haya que trabajar para reforzar los pies y tobillos, pues tan sólo ayuda cuando se está calzado. Aunque no está garantizado de ningún modo que estas plantillas sean útiles a todo el mundo, muchas personas las consideran útiles. De no ser de utilidad, su bajo precio implica una baja pérdida económica. En caso de problemas graves con los pies, lo mejor es consultar al médico.

En el Balance Center se venden plantillas de calidad importadas de Francia. Se pueden encargar llamando al (650) 856-2000 o por fax al (650) 856-0563. Hay que especificar el número que calza uno y si tiene el arco alto o bajo.

Phase 4 Walkfit Orthotics tiene plantillas disponibles en tres alturas ajustables del arco; <www.walkfit.com>.

En <www.footsmart.com> ofrecen toda una gama de productos para cualquier tipo de problemas con los pies. No está garantizado que funcionen en el caso del lector, aunque muchas personas los encuentran útiles.

Índice analítico

Índice general

Ejercicios eficaces
contra el dolor de espalda
Dava Sobel & Arthur C. Klein

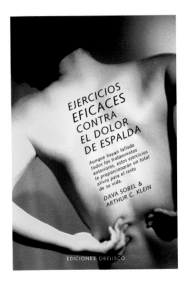

¿Cuál es el tratamiento más eficaz para prevenir el dolor de espalda y para llevar una vida plena de salud y bienestar? La respuesta es el ejercicio:

* Ha llevado, más que los fármacos, la cirugía o cualquier otro tratamiento, el alivio a la mayoría de los pacientes de espalda; y ello, sin peligrosos efectos secundarios.
* Es frecuentemente prescrito por doctores y otros profesionales de la medicina.
* Ha sido calificado por los mismos pacientes de espalda como el mejor remedio para el dolor.
* Está siendo unánimemente respaldado por las actuales investigaciones médicas.
* Cada ejercicio, a demás de su explicación literal, lleva un dibujo que detalla gráficamente sus movimientos. Por tanto, cualquier principiante puede estructurar el programa de ejercicios que mejor se adapte a sus características personales. El libro contiene:

> ✓ medicinas preventivas.
> ✓ Ejercicios que alivian el dolor tanto crónico como agudo.
> ✓ Cuestionarios para realizar auto evaluaciones.
> ✓ Instrucciones para aumentar los niveles de actividad.
> ✓ Consejos para desarrollar sin dolor las tareas cotidianas.